Et ça se dit médecin

Jean-Bernard Gervais

Et ça se dit médecin

Chroniques de la haine médicale en ligne

© 2022 Jean-Bernard Gervais

Édition : BoD – Books on Demand,
12/14 rond-point des Champs-Élysées, 75008 Paris
Impression : BoD - Books on Demand, Norderstedt,
Allemagne

Illustration : Libre de droit.

ISBN : 978-2-3223-9294-0
Dépôt légal : février 2022

« *Aidez Jean Nanard à écrire son prochain PQ triple épaisseur il n'a pas beaucoup d'amis, miskin.* »

Dr Damien Barraud

AVERTISSEMENT AU LECTEUR

Fin novembre 2020, après avoir été la cible d'une campagne de diffamation sur Twitter, je me faisais virer de mon poste de rédacteur en chef d'un petit canard médical, *What's up Doc*.

Les responsables de ce licenciement, qui m'avaient au préalable harcelé sur les réseaux sociaux, ne sont pas de vilains trolls cachés derrière des pseudos tous plus ridicules les uns que les autres.

Ce sont des médecins, médiatiques, qui occupent le haut du pavé et font la pluie et le beau temps au *Monde, Libération, BFM TV*...

Mon tort, à leurs yeux ? Avoir publié un court article sur les agissements répréhensibles, sur Twitter, de l'un des leurs, et avoir annoncé que j'allais enquêter sur leurs pratiques.

Je venais de tremper ma plume dans un nid de guêpes. Car une guerre sourde, d'une violence sans nom, faisait rage sur Twitter, entre les partisans de Raoult et les médecins médiatiques qui avaient causé ma perte.

Pour avoir publié un article contre un des leurs, ils m'avaient pris pour un soldat de Raoult, et m'avaient exécuté sur Twitter, et dans ma vie sociale.

Ce récit détaille en long et en large les méthodes de ces médecins, des notables qui cultivent leur image vertueuse dans les grands médias. Sur les réseaux sociaux, au mépris du code de déontologie, ils insultent, harcèlent, diffament, sans que les institutions qui les encadrent n'en prennent mouche.

Ces médecins agissent en toute impunité, comme une milice en ligne du ministre de la Santé, et font taire tous ceux qui critiquent la politique mise en place par Olivier Véran pour venir à bout de la pandémie.

Ce sont les gros bras médicaux de la République sanitaire en marche.

Ce livre est un carnet de guerre, une sale guerre que se livrent les médecins, où le sang ne coule pas, mais où de nombreux soignants, journalistes, citoyens sont promis à une mort sociale. J'en ai réchappé de peu.

PAS DE BOL, PLUS DE TRAMADOL®

En ce jeudi 19 novembre 2020, je m'inquiétais de l'état de ma réserve de Tramadol®. Cela faisait quelque neuf mois que j'étais enchaîné à mon bureau de travail, quasi seul, en télétravail, pour couvrir la totalité de l'actualité sanitaire en cette première année d'épidémie mondiale de Covid 19. Comme de nombreuses PME, Planemed, l'éditeur qui me salariait, avait mis la quasi-totalité de son personnel en chômage technique. À la rédaction, sur les trois journalistes, j'étais le seul à avoir été maintenu en activité.

Mes employeurs étaient deux jeunes médecins, Alice et Matthieu. « Alice et Matthieu », ça sonnait bien, quelque chose comme un remake, vingt ans plus tard, du soap opéra *Hélène et les garçons*.

Mais détrompez-vous : il n'était pas question, avec eux, de flirts et d'amourettes. Non, il était question de bosser dix à douze heures par jour, 50 à 60 heures par semaine payées à peine 39 heures. Plutôt *Twelve Years a Slave* que *Hélène et les garçons*, donc. L'état de mon dos s'en ressentait. Tout simplement, je n'arrivais plus à dormir. J'avais l'impression qu'un mauvais génie avait décidé de tirer bien fort sur l'un de mes nerfs ou de mes tendons situés du côté de mon omoplate, de tirer très fort pour le tendre telle une corde de guitare. Pour me soulager, il n'y avait plus guère que le Tramadol® qui faisait effet. Et ma boîte était quasi vide. Je souffrais donc la mort tout en tapant sur mon MacBook le troisième ou quatrième papier de la journée, en notant sur un bout de papier d'appeler mon médecin généraliste pour me faire prescrire un nouveau stock d'antidouleurs quand j'entendis résonner la sonnette d'entrée de mon appartement.

Je n'attendais personne : en cette période de confinement, les visites étaient exceptionnelles. J'étais inquiet. Je me dirigeai vers ma porte d'entrée, habillé d'un vieux jogging Adidas un peu dégueu et un peu grand, pour ouvrir la porte, et me trouver confronté à un grand jeune homme qui n'avait pas eu le temps, ou l'envie, d'enlever son casque de moto.

« Vous êtes bien M. Gervais ?

— Oui ?

— Vous voulez bien me signer ce papier et prendre cette enveloppe ? »

Le jeune homme, qui aurait pu être mon petit frère, venait me remettre un courrier d'huissier. C'était étrange : j'eus le pressentiment, à ce moment-là, qu'il s'agissait d'une missive de mes employeurs.

Le lundi précédent, en début de semaine, je leur avais fait part de ma volonté de porter plainte pour diffamation contre des médecins qui m'avaient insulté et harcelé tout le week-end. Alice m'avait répondu, avec empressement, dans un mail bourré de fautes, qu'elle accusait bonne réception de mon message. La forme brouillonne de son message semblait être le symptôme de son inquiétude. Le mardi, j'en avais discuté de vive voix avec elle, au téléphone : elle avait élagué le sujet et sa voix tremblotait quand elle essayait d'en parler. « C'est compliqué, y a des personnes tierces », m'avait-elle répondu lorsque je sollicitai la protection qu'elle me devait, es qualités d'employeur. Après tout, je m'étais fait insulter pour avoir fait mon boulot de journaliste pour sa boîte qui me suçait mon énergie, ma santé, et maintenant mon honneur…

Le libidineux et grassouillet Marc, le troisième associé de l'agence, que j'avais mis en copie de mon courriel, avait embrayé en me demandant de lui envoyer le fil des tweets échangés. Pas de messages, en revanche, de Matthieu, le vrai patron du journal. Et puis, plus rien, des trois associés. Jusqu'à ce jeudi.

J'ouvrai fébrilement le courrier que me tendait le jeune homme pressé. Il s'agissait d'une convocation pour un entretien préalable à licenciement pour faute grave, avec mise à pied à titre conservatoire : c'est-à-dire, privé de salaire, jusqu'à nouvel ordre. Rien que ça. J'avalais un Atarax® et me rappelais qu'une réunion de copro se tenait actuellement au sous-sol de ma résidence. Nous devions décider d'un changement de syndic. Je passai un blouson, ouvris la porte, avançai sur la moquette recouverte de losanges noirs, ocres, beiges avant de m'engouffrer dans l'ascenseur.

L'ENTRETIEN

Le courrier que j'avais reçu ce jeudi 19 novembre stipulait donc que j'étais convoqué à un entretien le 27 novembre. Entre-temps, j'étais comme qui dirait en préventive, un bracelet électronique virtuel autour de la cheville... Dans le monde de l'entreprise, on appelle ça une mise à pied à titre conservatoire. Marc, le gérant de la boite, poussait même le vice jusqu'à me demander d'enlever, de mon profil Twitter, ma qualité de rédacteur en chef adjoint de *What's up Doc*. Un peu comme le capitaine Dreyfus, que l'on avait dégradé en public, dans la cour de l'école militaire. En lieu et place de l'école militaire, il s'agissait me concernant de mon identité, sur les réseaux sociaux.

Ce 27 novembre, j'avais décidé de me rendre à mon entretien préalable à licenciement en *Fat Bike* électrique. J'en étais plutôt satisfait de mon modèle. Fabriqué en République populaire de Chine, je me l'étais offert pour Noël. J'avais failli me payer le vélo électrique et design VanMoof, mais les délais d'attente étaient bien trop longs. Je m'étais rabattu sur ce modèle chinois qui filait à 45 km/h, pouvait dévaler la dune du pilât, évoluer sur une piste neigeuse, traverser un faible cours d'eau. Un 4X4 sur 2 roues, à côté duquel le VanMoof semblait tout fragile, bourgeois, parisien.

C'était le vélo qu'avait adopté Marc, qui devait assister à l'entretien préalable. Je n'avais aucun contact professionnel avec ce directeur d'agence, qui gérait, outre Planetemed, une autre boîte de com', Luciole. Je n'avais d'échanges qu'avec Alice et Matthieu. Mais ces deux-là n'étaient pas les représentants légaux de la boîte. Ils n'en avaient pas le droit. De ce que j'avais compris, Matthieu avait été le patron officiel de Planetemed, jusqu'en 2018. À cette date, un décret avait interdit qu'un soignant puisse gérer une société qui dealait avec l'industrie pharmaceutique. Docteur Matthieu, en catastrophe, avait dû abandonner la gérance de la boîte pour la confier à Marc. Il n'en restait pas moins le véritable patron officieux de Planetemed.

Alice s'était aussi invitée à cet entretien, cette cour de justice improvisée. Alice était ma n+1, ce qui justifiait sa présence. Si l'on peut dire. Car pendant les deux années que j'avais passées à Planetemed, la psychiatre addictologue ne s'était jamais manifestée pour me coacher. Elle ne décrochait son iPhone que pour m'engueuler lorsque, sur les réseaux sociaux, un article faisait polémique, sans qu'elle ne se soucie de savoir si la polémique était un désaveu pour les articles publiés ou une vendetta de twittos. Alice ne s'intéressait guère qu'à la respectabilité de *What's up Doc*, et à la sienne par ricochet. Elle ne voulait surtout pas de vagues, quand Matthieu, au contraire, demandait de l'audience pour son site Internet, donc du buzz, donc de la polémique.

C'est qu'Alice nourrissait des ambitions institutionnelles. Praticien hospitalier, elle était aussi, depuis peu, chef de service en psychiatrie au centre hospitalier Paul Guiraud, dans le Val-de-Marne, et se rêvait certainement chef de pôle, voire conseillère au ministère de la Santé. Dans l'univers ouaté de la fonction publique hospitalière, pour progresser, il fallait avancer à pas de velours. Alice s'en était fait une règle d'or. Mais son ambition démesurée, tout comme celle de Matthieu, lui imposait également de conserver son statut de rédactrice en chef de WUD, un poste qui confortait son égo, mais l'exposait inutilement. Ainsi avait-elle été condamnée par la justice disciplinaire du conseil de l'ordre des médecins du Val-de-Marne pour un article « piquant » à propos d'un médecin qui s'était laissé aller à déblatérer des commentaires homophobes, peu avant que je ne débarque à WUD. Cette condamnation, pour Alice qui avait toujours été la première de sa classe, était autant une embûche qui pourrait contrarier sa carrière, qu'une blessure narcissique : elle qui avait passé son temps à « failloter » durant toute sa scolarité se retrouvait, à presque 40 ans, punie par la justice ordinale, avec un bonnet d'âne virtuel sur la tête.

Matthieu était aussi ambitieux, institutionnellement parlant, qu'Alice, mais beaucoup plus tordu : il était sûr de pouvoir faire du buzz (et pourquoi pas du bad buzz), tout en sauvegardant son capital d'honorabilité, qui devait le conduire au poste de professeur d'université praticien hospitalier chirurgien urologue, avant l'âge de 40 ans.

Bref, ce 27 novembre, juché sur les hauts tabourets de l'agence, sise 36 rue des Petits Champs dans le deuxième arrondissement, Alice et Marc nous faisaient face, à Claire et moi-même. Claire était conseillère du salarié, et connaissait bien mes employeurs, qui tentaient de se faire passer pour une jeune avant-garde écolo-féministo-antiracisto-sociale, alors qu'ils n'étaient guère, les uns et les autres, que de petits patrons réactionnaires, qui gagnaient leurs dividendes en exploitant le travail d'autrui — nous étions tous soumis à des horaires hebdomadaires d'au moins 50 heures, week-end compris.

Un an auparavant, Claire m'avait déjà assisté pour un premier entretien préalable à licenciement : j'avais eu le malheur de réclamer à Matthieu mon salaire, que j'avais perçu avec 15 jours de retard. Matthieu en avait pris ombrage. Ce petit roquet ne supportait pas que l'on vienne lui faire des remontrances : je lui avais adressé un courriel pour qualifier ces retards de paiement de salaire de « pratiques insupportables ». Il m'avait répondu qu'il reconnaissait bien là mon « insolence » : j'avais eu l'impression de me retrouver au collège en classe de quatrième et de me faire houspiller par mon professeur principal. Matthieu était si jeune mais se rêvait déjà en vieux con.

Quoi qu'il en soit, Claire, un an auparavant, avait été remarquable : elle les avait engueulés et leur avait coupé la chique. Du coup, les patrons bobos s'étaient dégonflés, et ne m'avaient même pas sanctionné. Claire espérait obtenir le même résultat, cette fois-ci. J'en doutais, au vu de la violence de ma mise à pied.

Alice et Marc étaient à l'heure au rendez-vous, dans les locaux abandonnés, momentanément, de Planetemed, au cœur de Paris, dans le très chic deuxième arrondissement. L'ensemble des salariés de la boîte était en télétravail — tout du moins, ceux qui n'étaient pas au chômage technique — pour cause de confinement. On allait pouvoir s'engueuler sans gêner personne. Marc était face à moi, et ressemblait à un bébé cadum taille XXL et vieilli : il avait 49 ans. Il possédait la même bouille de gosse bien nourri, les mêmes yeux bleus, les mêmes plis de la peau sous le cou que le célèbre nouveau-né du spot publicitaire. Comme le nourrisson cathodique, il n'avait plus un cheveu sur le caillou. Il ânonnait sans conviction les raisons qui m'avaient conduit à « cet entretien préalable à licenciement ». Sans surprise, il me confirma que le bad buzz récent sur twitter était la cause de ma mise à pied. Bébé cadum quinqua confirmait donc mon pressentiment : un gang de médecins médiatiques avait demandé ma tête, et l'avait obtenue, apparemment.

L'OBSCUR RÉANIMATEUR

Le bad buzz en question avait été provoqué par la publication d'un bref article, presque une brève, signée de ma main. Le 13 novembre 2020, je mettais donc en ligne un papier, au sujet de l'éviction du réseau social Twitter du docteur Damien Barraud, un obscur réanimateur de l'est de la France, où avait sévi au printemps 2020, plus que n'importe où en France, la Covid19. Le docteur Barraud était proprement ordurier sur Twitter : ses gazouillis puaient la merde et c'était la raison pour laquelle Jack[1] avait décidé de le bannir de son réseau, fin novembre 2020. J'avais déjà eu affaire à ce triste personnage, adulé par une bonne partie de la communauté médicale. C'était à la suite de la publication d'un papier que j'avais écrit, en août 2020, sur le docteur Louis Fouché, de Marseille, qui s'était fait connaître en s'opposant, l'été 2020, à toute mesure de confinement. Barraud considérait Fouché comme un parfait idiot, criminel qui plus est. Parler de lui, évoquer son existence était une infamie aux yeux de Damien Barraud, qui allait user à mon égard de l'insulte pour me dissuader

---

[1] Jack Dorsey, le PDG de Twitter.

d'informer mes lecteurs des agissements de Louis Fouché. Je recevais alors, de Damien Barraud, une série d'injures allant crescendo, à l'orée de l'été 2020. Le ton était de prime abord moraliste, légèrement paternaliste, pour finir scatologique :

🐦 *« Est-ce nécessaire de relayer ? Vous êtes des irresponsables whatsupMerdeEnBarre ».*

Lorsque je lui demandai d'éviter les injures publiques, ce dernier me répondait : *« Regardez WhatsUpFiente pleurez dans mes DM »*, avant de me lâcher un définitif : « connard ».

Pas étonnant que Twitter ait donc décidé, en novembre de l'année 2020, de censurer le compte de l'asocial Barraud (fort de quelque 17 000 followers à l'époque), qui apparaissait sous le pseudonyme de Fluidloading. Ce pseudo me disait quelque chose, d'ailleurs. Ça y est, j'y étais : j'avais déjà couvert l'actualité de Fluidloading, courant du mois d'avril 2020. C'est un tout autre personnage que je découvrais au cours du printemps de cette première saison de Covid. Celui qui allait se faire éjecter de Twitter passait alors pour une malheureuse victime, que dis-je, un supplicié, torturé par le méchant professeur Raoult.

Qui m'en avait causé le premier, de ce Fluidloading ? Isabelle, une collègue journaliste et urgentiste, qui me dressa un plaidoyer du gentil Barraud aux prises avec Raoult. Barraud s'était inventé un personnage sur Twitter, Fluidloading, qui passait son temps à persifler, parodier Raoult, frisant l'insulte et la diffamation. En avril 2020, excédé par tant de moqueries, l'IHU avait publié un communiqué pour menacer Barraud de poursuites judiciaires, s'il persistait à se foutre de la gueule du prof marseillais. Comme un seul homme, la communauté médicale s'était élevée contre ce coup de gueule de Raoult, que d'aucuns avaient considéré comme un abus d'autorité. Des médecins hospitaliers profitaient de ce différend entre Raoult et Barraud ,pour exprimer leur ras-le-bol de l'IHU.

Comme de nombreux médecins hospitaliers, en ce premier printemps de Covid, Isabelle aurait bien vu la tête du professeur marseillais, Didier Raoult, au bout d'une pique. Le type était énervant pour les hospitaliers : alors que la totalité d'entre eux se disait impuissante face à la pandémie et voyait passer les cercueils comme des carrosseries sur une chaîne de montage dans une usine Renault, le professeur Raoult se vantait d'avoir trouvé le remède miracle contre le virus couronné, à base d'hydroxychloroquine, d'azithromycine et de zinc. À condition, précisait l'auguste professeur, de l'administrer suffisamment tôt, et en suivant sa posologie. La plupart des médecins lui rétorquait que de toute manière, la maladie disparaissait au bout de quelques jours chez 90 % des patients : donc, avant ou sans le traitement de Raoult, les malades auraient guéri d'eux-mêmes…

Isabelle me confiait aussi la rage qui l'envahissait en apprenant que l'Institut hospitalo-universitaire (IHU), la forteresse gardée du sage phocéen, avait réussi à dégoter des réactifs en quantité astronomique pour tester en masse la population marseillaise, puis traiter et isoler les cas positifs. Alors même que l'ensemble des hôpitaux français, depuis la mi-mars, était soumis à la diète de RT-PCR et n'avait plus droit de tester les cas suspects de Covid.

Le druide du vieux port, un semestre avant le reste de la France, appliquait donc la stratégie qui allait être déployée dans tout l'Hexagone : tester, alerter, isoler (et traiter, ce qu'on le lui a reproché). Dans une corporation soumise à une concurrence effrénée, il faisait des jaloux. Certains n'hésitant pas à le menacer de mort, tel le professeur Raffi, du CHU de Nantes, condamné au début de l'année 2021 à 300 euros d'amende pour des propos déplacés…[2] Damien Barraud faisait donc partie des contempteurs de la star de Marseille, dont la popularité éclipsait celle de l'OM en ce début

---

2 https://www.ouest-france.fr/sante/virus/coronavirus/didier-raoult-avait-porte-plaine-pour-menace-de-mort-300-eu-d-amende-pour-le-professeur-nantais-7124598

d'année 2020 à Massilia. En fait, Barraud avait créé son compte Twitter en 2016, bien avant les débuts de la pandémie mondiale, pour lutter contre la « mauvaise médecine ». Et pour régler un trauma professionnel sur lequel il s'épanchait dans l'un de ses tweets :

🐦 *« J'ai quitté mon chu après y avoir dénoncé la fraude d'un PU. À l'époque j'ai baissé mon froc. Trop fatigué. Pas la force et je me suis juré que plus jamais cela n'arriverait et cela n'arrivera pas, car tout cela dépasse bien mon cas personnel. »*[3]

Barraud avait eu maille à partir avec un PU-PH, qui avait eu le dernier mot. Par dépit, il avait donc quitté le CHU de Nancy (en baissant son froc, sic), fait une croix sur sa carrière universitaire et décidé de déverser sa bile et sa frustration sur Twitter, en se faisant passer pour un Zorro en blouse blanche. La popularité internationale de Raoult en ce début d'année 2020 allait rouvrir chez Barraud cette blessure narcissique que lui avait infligée quelques années plus tôt le PU-PH nancéien.

Ainsi, le 9 juin 2020, il n'hésita pas à écrire, pour qualifier sa croisade contre Raoult :

---

3 tweet du 14 avril 2020.

🐦 « *Ça n'est pas une gueguerre. C'est défendre les malades des dangereux zozos qui ont perdu les pédales. Et il se trouve qu'il y a un nid à l'IHU.* »

Sauf que des malades, des usagers et des médecins qui n'ont aucun lien avec le professeur Raoult se sont sentis harcelés, à un moment ou un autre par le réa faux justicier de Metz. Nous verrons cela plus avant…

Revenons au demi-dieu de Marseille, attaqué par Barraud, en ce début du mois d'avril 2020. Le communiqué de l'IHU, en réponse aux moqueries de Barraud aka Fluidlaoading, faisait preuve d'une douce ironie paternaliste : *« Le Dr Damien Barraud, médecin réanimateur au CHR de Metz-Thionville, profite en ce moment d'un quart d'heure de gloire wharholien, en enchaînant les interviews sur RMC, BFM TV et La Marseillaise. Les propos qu'il tient sont étrangement similaires à ceux tenus par le compte Twitter anonyme @fluidloading qui revendique être un médecin de la même région que le Dr Damien Barraud. Si ce compte twitter est bien celui du Dr Damien Barraud, nous sommes heureux que dans les interviews données en son nom, ce médecin n'ait pas repris les injures publiques et les attaques diffamatoires que le propriétaire du compte @fluidloading se permet quotidiennement. Nous espérons que, si le Dr Damien Barraud n'est pas l'auteur des attaques portées par le compte @fluidloading il s'en désolidarisera rapidement. Elles pourraient en effet justifier une plainte pénale et le lancement d'une procédure auprès de l'ordre des médecins.* »

Conciliateur, l'IHU de Raoult ajoutait : « *Poursuites que nous ne souhaitons pas lancer, car nous sommes aujourd'hui concentrés sur le soin des malades hospitalisés et suivis à l'IHU.* » Non sans terminer par une pique : « *Au-delà des polémiques nous espérons que le Dr Damien Barraud trouvera le temps de se concentrer sur sa belle mission de médecin.* » La chute du communiqué invitait à l'apaisement.

Mais c'était compter sans l'égo démesuré de Damien Barraud qui, non content de diffamer et d'insulter sous pseudo, s'estimait dans son bon droit.

🐦 « *Non mais il se croit dans le parrain ou quoi ?* » fut la réponse, sur Twitter, de Fluidloading, alias Damien Barraud, au communiqué de l'IHU. La polémique aurait pu en rester là, tant elle paraissait futile et puérile. Je ne savais pas encore que sous des airs potaches et des plaisanteries scato post ados, des médecins se livraient alors une guerre sans merci sur les réseaux sociaux, qui allaient avoir des conséquences professionnelles et judiciaires pour un bon nombre d'entre eux (moi y compris).

Aussi, le communiqué de l'IHU fut considéré, dès le mois d'avril 2020, par les partisans de Barraud, comme une déclaration de guerre. Après les atermoiements d'Isabelle (qui relayait l'état d'esprit de nombreux praticiens hospitaliers), teintés de jalousie, et la réaction courroucée de Fluidloading, ce fut au combo #FakeMed de réagir.

FAKEMED RENTRE EN SCÈNE

#Fakemed est un collectif de médecins qui s'est fait connaître en 2018 en publiant une tribune dans Le Figaro contre les médecines alternatives, la plus connue et lucrative d'entre elles étant l'homéopathie, selon le collectif. Plutôt anodine, cette tribune avait vocation à être enterrée aussi rapidement qu'elle avait été publiée. Seulement, un syndicat d'homéopathes, vexé, avait juré de faire rendre gorge à tous les signataires de cet appel au déremboursement de l'homéopathie par l'assurance maladie. Du coup, la tribune avait fait le buzz et l'homéopathie devint la bête noire d'une bonne part de la communauté médicale. La gueguerre entre nofakemed et homéopathes allait alors prendre une tournure politique.

Aussi inattendu cela puisse-t-il paraître, la ministre de la Santé Agnès Buzyn décidait de prendre parti pour les médecins signataires de cette tribune, et déremboursait, en 2019, l'homéopathie, faisant des médecins signataires de cette tribune, quelques centaines de tweets plus tard, des héros de la médecine basée sur les preuves (et non sur des croyances farfelues), l'*evidence based medicine*. Le collectif Nofakemed remportait là une bataille décisive, et gagnait l'appui du gouvernement. Même si ses méthodes étaient décriées : *« Reste que la virulence de leurs attaques sur les réseaux sociaux, parfois nominatives, interpelle, tout comme leur propension à s'ériger en juge des médias et des journalistes. Une agressivité qui, pour certains, témoigne d'un malaise de la profession »*, écrivaient les journalistes Pascale Santi et Sandrine Cabut, dans un article consacré à ce mouvement[4]. Parmi les médecins bouledogues du collectif Fakemed, on retrouve un certain… Damien Barraud. Pas étonnant que ce dernier ait usé de harcèlement et d'injures contre le professeur Raoult sous le pseudonyme Fluidloading : il avait éprouvé sa méthode, contre les homéopathes, au sein du collectif Fakemed. Mais quelle est donc leur méthode, aux médecins #nofakemed, pour parvenir à une pareille réussite ?

Dans un premier temps, les NoFakemed, par tweets interposés, chassaient en meute et déclenchaient des *shitstorms*[5] contre leurs cibles sur les réseaux sociaux, essentiellement sur Twitter. Puis dans un second temps, aux yeux du grand public, dans les médias *mainstream*, ils se présentaient comme des victimes de la vindicte des puissants, en l'occurrence les

---

4 https://www.lemonde.fr/sciences/article/2018/11/27/nofakemed-leur-croisade-contre-l-homeopathie_5389472_1650684.html

5 Littéralement « tempête de merde ». Une shitstorm est une vague d'indignations plus ou moins injurieuses déclenchées simultanément pour accabler une cible potentielle.

homéopathes, ou, plus tard, le professeur Raoult. À l'agressivité, ils allièrent la victimisation.

Revenons-en à la joute opposant Barraud à Raoult. Comme pour défendre l'un des leurs, le collectif Fakemed avait rédigé un communiqué plaintif en défense de Damien Barraud, façon David/Fluidloading contre Goliath/Raoult en avril 2020. Et faire croire que l'agresseur, Barraud, — rappelons que c'est Barraud qui le premier a tourné en ridicule Raoult — était la victime du harcèlement que lui faisait subir le mandarin (forcément vicieux) Raoult. Le communiqué, consternant de bêtise et de mauvaise foi, commençait ainsi : *« Ce mardi 14 avril, l'institut hospitalo-universitaire Méditerranée infection a publié un communiqué sur le réseau Twitter pour menacer le docteur Damien Barraud, médecin réanimateur, d'une plainte pénale, tout en levant son pseudonymat sur ce réseau social. »* Sortez les mouchoirs ou mouchez-vous, plutôt, dans vos masques FFP2. Puis, l'auteur de ce communiqué, prenant ses lecteurs pour des jambons, poursuivait en présentant le docteur Barraud comme un gentil lanceur d'alerte, qui s'était contenté de faire valoir son point de vue scientifique dans la presse quotidienne régionale : *« Ces intimidations font suite à des entretiens accordés à différents médias locaux et nationaux, dans lesquels il s'est contenté d'établir un état des lieux factuel des conditions de soins dans les services de réanimation, ainsi que de rappeler le fonctionnement de la recherche en santé. » MDRRRR*, comme on dit sur les réseaux sociaux. Car

Raoult ne menaçait pas Barraud de poursuites judiciaires pour ses interviews dans la presse écrite, mais bel et bien pour ses tweets ou retweets considérés comme injurieux, où le professeur marseillais était moqué plusieurs fois par jour. Les mêmes moqueries étalées pendant plusieurs semaines ressemblaient à s'y méprendre à du harcèlement... Le communiqué se terminait par cette sentence, définitive, que les Fakemed auraient bien volontiers gravée dans le marbre : *« La critique est l'essence même de la démarche scientifique. Tenter de s'y soustraire en instrumentalisant la voie juridique est contraire à la déontologie ».* Par un tour de magie qu'aurait méprisé Gérard Majax, le collectif Fakemed transformait le harcèlement de Fluidloading en « recherche scientifique ». L'accusation en miroir, une spécialité du Collectif.

Soutenu par ce collectif de médecins hargneux, Barraud se disait aussi encouragé par des ténors... du barreau :

« Je reçois depuis des torrents d'insultes et de menaces en message privé. Mais je ne suis pas impressionnable donc ça va. De grands avocats parisiens m'ont déjà contacté pour me défendre si besoin », déclarait le bon Damien à *l'Est républicain*, s'accordant ainsi quelques

minutes de plus de célébrité wharolienne.[6] Fort de ces nouveaux soutiens, le docteur Barraud allait donner le meilleur de lui-même sur la toile…

---

6 https://www.estrepublicain.fr/sante/2020/04/16/le-reanimateur-lorrain-anti-chloroquine-dans-le-viseur-du-professeur-raoult

#WEWANTFLUIDLOADINGBACK

Revenons donc à ce vendredi 13 (novembre 2020), qui allait m'être fatal. Comme j'en avais l'habitude, je partageais donc mon papelard sur l'éviction de Damien Barraud alias Fluidloading, sur les réseaux sociaux. Le papier passait quasi inaperçu sur Facebook, LinkedIn et Instagram. Mais il était tout de suite remarqué (en mal) par le docteur Mathias Wargon, qui avait lancé le 7 novembre le hashtag #wewantfluidloadingback, pour conjurer TwitterFrance de pardonner Fluidloading pour ses outrances, et l'autoriser à déverser de nouveau sa haine et sa rancœur sur Twitter, en 180 caractères. Amen.

De grosses huiles médicales avaient soutenu Wargon dans sa croisade pour la réhabilitation de Barraud/Fluidloading, en partageant son hashtag, tel le professeur Laurent Lantieri, auteur de la première greffe mondiale du visage, et candidat malheureux divers droite aux législatives de 2017 : il n'avait, en tandem avec Delphine Benin, recueilli que 0,41 % des voix dans la deuxième circonscription parisienne. Tout en déplorant la connerie de Barraud, Lantieri lui concédait le mérite de pratiquer une vraie médecine de terrain, contrairement à ses détracteurs, accros à la chloroquine :

> « *Même s'il a tendance à prendre les PUPH de chirurgie pour des cons #WeWantFluidloadingBack Au moins c'est un vrai médecin qui fait face à une horde de troll homeopathochloroquiniens irresponsables.* »

Personne, jusqu'à présent, n'avait jamais remis en cause les qualités professionnelles de Barraud, et certainement pas TwitterFrance, qui avait suspendu son compte non pas parce qu'il était un mauvais médecin, mais parce qu'il était bon harceleur.

Donc le poteau de Barraud, Wargon, s'était mis en tête de sauver son gars sûr, et je notais non sans ironie dans mon article que sa campagne avait fait chou blanc : Twitter France n'avait pas daigné accéder à la requête de Wargon, Barraud restait banni de Twitter.

Wargon, en bon mâle dominant, n'avait pas goûté à mon humour et m'avait balancé dans ma face ce tweet qui se voulait définitif :

🐦 *« Quand @WhatsUpDoc_mag doc se réjouit a mots couverts de la suspension du compte de @fluidloading… quelle médiocrité… »*

C'était le signal de départ de la shitstorm qui allait se déverser sur mes frêles épaules durant tout le week-end des 14 et 15 novembre : Mathias Wargon sonnait l'halali. Comme un seul homme, la meute des médecins #fakemed allait me tomber dessus. Précision utile : Wargon était lui aussi signataire de la Tribune des Fakemed, et avait été condamné à un blâme en février 2020[7] pour non-confraternité, aux côtés de neuf autres médecins. Il faut parier que ces condamnations ont dû souder des liens indéfectibles parmi ces docs… Car ils ont tous emboîté le pas à Wargon, qui pour le coup servait de locomotive (et non pas de wagon, ah ah ah). Le premier à avoir dégainé était un certain Youri Jordanov, médecin urgentiste à l'hôpital Saint-Antoine. Pas étonnant qu'il embraye aussi sec.

Une de nos journalistes l'avait taclé pour une récente étude qu'il avait menée sur les services d'urgence. Notre journaliste attirait l'attention sur le fait que ces datas commençaient à dater (2017) et ne permettait pas d'expliquer la situation désastreuse des urgences en 2019, au moment où un

---

7 https://poitiers.maville.com/actu/actudet_-dix-medecins-sanctionnes-pour-avoir-vivement-critique-l-homeopathie_fil-4007012_actu.Htm

mouvement de protestation de soignants, le Collectif Inter Urgences, se soulevait et lançait une grève hospitalière historique. Jordanov, qui escomptait un jour devenir PUPH, en avait nourri du ressentiment à mon égard, et pensait très certainement que notre papier moqueur allait lui faire ombrage. Cela ne l'avait pas empêché, du reste, de partir outre-Manche exercer son art médical tout en commentant la situation sanitaire française et en prodiguant ses bons conseils au ministère de la Santé, quant à la restructuration des services d'urgence, comme l'avait dénoncé Patrick Pelloux[8]. Autre soldat de la cause Fakemed qui me cracha à la gueule à toute berzingue : Christian Lehmann. Nous y reviendrons... Une petite dizaine d'autres twittos m'insultaient allègrement, moi et le magazine pour lequel je bossais :

🐦 @WhatsUpDoc_mag devient un bon Ersatz de PQ »,

🐦 « En fait, @WhatsUpDoc_mag, c'est un peu votre closer/gala/voici.... »,

🐦 « *Article vraiment nul en plus...* »,

---

[8] https://www.instagram.com/tv/CH8TdQBqfqr/?utm_source=ig_web_copy_link

🐦 « *@WhatsUpDoc_mag vous n'êtes que des sacs à merde* »…

Seul un certain docteur Mounir Koumba osait rappeler que Barraud était un psychopathe, qui se servait d'une bonne cause, la défense des patients face aux charlatans, pour donner libre cours à son sadisme verbal :

🐦 « *Pour avoir lu un certain nb de ses Tweets, j'estime qu'il a été trop loin dans l'ordurier. On prend tous cher pdt ces 2 vagues pour autant il n'y a que lui qui a été aussi bas dans l'injure et l'irrespect. Ne pas oublier le mépris de certains réanimateurs pour les urgentistes…* »

Du tac au tac, Wargon prenait la défense de Barraud en balançant un mensonge éhonté :

🐦 « *Il a défendu la médecine, s'est fait attaquer sans relâche et a répondu. Il a bien fait. On n'est pas des curés.* »

Faux, avais-je envie de lui répondre : il a attaqué et insulté Raoult, en a pris plein la gueule et est devenu de plus en plus hors de contrôle, n'hésitant pas à fouler aux pieds le code de déontologie médicale et le serment d'Hippocrate.

QUACKFIGHTER IS COMIN'

Un premier essaim de twittos m'avait boursouflé de piqûres le 13 novembre. Mais pas tant que cela, et je m'y attendais tout de même un peu. Je me souvins, en effet, qu'un de mes journalistes avait été victime d'une fatwa #nofakemed, après la publication d'un article[9] qui portait sur une conférence consacrée aux « médecines alternatives » organisée par l'intersyndicale nationale des internes (Isni). Il avait eu le malheur d'annoncer que l'Isni avait ouvert ses portes à toute personne qui souhaitait s'exprimer sur le sujet. Or, les médecins du collectif #NoFakemed lui avaient rétorqué qu'ils n'avaient pas été invités, et n'avaient pu faire valoir leur point de vue.

Ils avaient ordonné à Jonathan (le journaliste en question) de modifier sans plus attendre son papier, ce que ce dernier avait refusé de faire. Jonathan s'était alors pris une mini tempête de merde sur la gueule[10]. À la manœuvre, toujours et encore,

---

9 https://www.whatsupdoc-lemag.fr/article/colloque-sur-lhomeopathie-organise-par-lisni-shitstorm-alert

10 https://twitter.com/LehmannDrC/status/1118783594510548992

l'inénarrable Christian Lehmann... Mais ce n'était rien, à côté des tonnes d'étrons que j'allais recevoir ce 14 novembre, larguées par des dizaines de canadairs conduits au-dessus de Twitter par les plus furieux des thuriféraires de Damien Barraud, lequel devait ressusciter sous les habits neufs de Quackfighter peu de temps plus tard.

Le réseau Twitter n'ayant pas levé la suspension de son compte Fluidloading, il avait décidé de contourner la difficulté en ouvrant un nouveau compte sous un nouveau pseudo, Quackfighter donc.

Ce samedi 14 novembre au matin, donc, comme j'en avais pris l'habitude depuis mon arrivée chez WUD, je bossais gratuitement, un peu contraint et forcé quand même, en mettant en ligne la chronique de l'un de nos pigistes cinéphiles, Guillaume. J'en profitai pour partager sur mon compte perso Twitter les articles que j'avais écrits pendant la semaine, pour WUD. Bien évidemment, je mettais en lumière le papier qui m'avait valu quelques bousculades 2.0 la veille, à savoir ma chronique sur l'éjection *manu militari* de Barraud du réseau des gazouilleurs.

Je choisissais une accroche volontiers rentre-dedans pour introduire le sujet :

🐦 *« Sous prétexte d'avoir sauvé des vies en tant que réa pendant la 1re vague #COVID 19fr, Damien Barraud avait insulté la moitié de Twitter. @TwitterFrance a décidé de le suspendre. »*

En 178 signes, on ne pouvait pas faire mieux pour résumer le papier. Le premier taureau à foncer tête baissée sur mon tweet/chiffon rouge fut Jean-Daniel Flaysakier (décédé depuis), le célèbre journaliste-médecin retraité de France 2 nœud-papillonné, coincé comme une paupiette dans les costards qu'il explosait... Ce samedi matin, ce fervent défenseur de l'État d'Israël, néo cons à la française, qui avait traité de « truie » la sénatrice Esther Benbassa, pour avoir osé défiler contre l'islamophobie (sic), avait vu rouge en lisant mon tweet :

🐦 *« Comment peut-on oser écrire une telle bouse ? Sous prétexte de pisser de la copie dans un support publicitaire ? »*

Il démarrait sur les chapeaux de roue, le retraité tourangeau. Pour lui répondre, je ne pus m'empêcher de citer le général de Gaulle :

🐦 *« la vieillesse est un naufrage ».*

Au clairon, Jean-Daniel, après Wargon, sonnait de nouveau la charge. De mon côté, j'avais beau me retourner de toute part, je fus obligé de constater que mes troupes faisaient défection. Dans le camp adverse, les affreuses gueules cassées #nofakemed montaient à l'assaut, la bave coulant aux commissures de leurs lèvres, les yeux injectés de sang, le couteau (ou plutôt le scalpel) entre les dents... Sabre au clair, c'était un combat corps à corps, une attaque à la e-baïonnette ; ils étaient déterminés à faire du sale :

🐦 « *L'incompétence et la vulgarité n'attendent pas le nombre des années. Vous êtes un naufragé précoce (on dit aussi jeune con, mais c'est moins élégant) e* »,

🐦 « *Vous êtes à vomir. Lamentable.* »

🐦 « *Sombre échotier. Morandini de la santé* »,

🐦 « *Pov gars* », « *Scandale* »...

Je ployais sous les attaques, auxquelles je ne répondais plus, jusqu'à ce que Wargon décide d'employer la grosse Bertha, en me diffamant, ni plus ni moins :

🐦 *« Sous prétexte de ne pas avoir renversé le gouvernement en faveur de la révolution prolétarienne grâce à son journal, JB avait écrit un article minable pour soutenir des harceleurs de médecins. Ceux-ci ont décidé de foutre le canard à la poubelle quand il arrivera dans le service. »*

Sous une blagounette second degré pas drôle du tout, Wargon sous-entendait que j'avais utilisé le journal qui m'employait pour servir des idéaux d'extrême gauche : complètement barré le gars. Aux côtés de Barraud le psychopathe, Wargon faisait un beau paranoïaque : il voyait des entristes d'extrême gauche dans toute la sphère sociale.

Il m'accusait aussi, dans son tweet, de soutenir les harceleurs de médecins, alors que je n'avais fait que relater les agissements harceleurs d'UN médecin, Barraud : comment retourner la situation à son avantage... Encore une fois, une accusation en miroirs pleine de doigté (c'est-à-dire un doigt levé).

Enfin, il prédisait que LES MÉDECINS (dont il se faisait le représentant : de quel droit ?) allaient l'écouter et foutre le canard à la poubelle, lui qui n'avait pas été foutu de se faire élire au conseil d'administration du syndicat Samu Urgences de France en 2020[11] : lors du renouvellement du bureau, Wargon avait terminé en avant-dernière position, juste après Yonathan Freund, un autre de ses poteaux. En termes de popularité dans la communauté médicale, Wargon, c'était pas une valeur sûre. C'est qu'il en trainait des casseroles, et même des bassines, depuis qu'il avait tenté de prendre la tête de son service d'urgence, à Avicenne, où il avait dû fuir, la queue entre les jambes, en 2006…

Quoi qu'il en soit, sa réaction provoquait encore une fois un déluge de vomis sémantiques en tout genre, dégueulé dans ma direction, certains s'interrogeant sur le financement du canard pour lequel je bossais, d'autres, tel ce médecin @marchandDeSommeil me prédisant mon licenciement sous peu (visionnaire)… Le sourire aux lèvres, j'éteignais mon écran, bien décidé à profiter de ce qu'il me restait de week-end. Mais personne n'allait me foutre la paix, en ce samedi 14 novembre.

Alors que j'essayais d'oublier cette polémique de gamins attardés surdiplômés, je recevais un appel téléphonique d'Alice, ma rédactrice en chef. Je supputais qu'elle souhaiter verser son écot au bad buzz sur Twitter et ne décrochait pas.

---

11 https://www.samu-urgences-de-france.fr/fr/actualites/infos-du-ca-de-sudf/-elections-pour-le-conseil-d-administration-resultats-du-renouvellement-2019/art_id/992

Je n'avais pas trop envie de patauger encore une fois dans ce marécage nauséabond où se complaisaient ces médecins psychopathes. Elle me laissait un message mielleux, empathique, comme on le lui avait appris à le faire lorsqu'elle s'adressait à ses malades agités. Alice, faut-il le rappeler, est psychiatre. Dans son message vocal, elle me sollicitait pour savoir comment répondre aux rageux de la médicosphère.

Après réflexion, je la rappelai. Alice avait ce talent (raté) d'essayer de vous faire endosser une faute en vous caressant dans le sens du poil. Une variante de l'accusation en miroir…

Je sentais qu'elle cherchait la petite bête sur mon crâne dégarni. Elle me reprochait dans un premier temps d'avoir bloqué un twittos sur le compte de *What's up Doc*. Je ne voyais pas trop de quoi ni de qui elle voulait parler. Après vérification, je m'aperçus que j'avais en effet répudié de nos abonnés le fameux Jordanov, qui avait dû appeler Alice en catastrophe, avec qui il entretenait des rapports amicaux. Ce n'était pas la première fois que Jordanov décrochait son téléphone pour se plaindre de la manière dont on le traitait dans What's up Doc. Autant l'urgentiste aimait se gausser de ses confrères avec qui il entretenait des guerres picrocholines dont seuls les médecins ont le secret, autant il montait sur ses grands chevaux dès qu'il était moqué et pris pour cible. Ce n'était pas le seul. Une maladie (égotiste) chez les médecins. Du haut de leur Olympe, ils ne comprennent pas pourquoi de simples mortels osent répondre à leurs insultes.

Jordanov était tout à fait représentatif de cette génération de jeunes médecins ambitieux, arrogants, En Marche vers la prise de pouvoir du système sanitaire.

Je répondais à Alice que je n'avais bloqué personne sur le compte pro de WUD, mais que j'en avais bloqué tout un tas sur mon compte perso pour cause de cyber-harcèlement, et que j'avais peut-être, par mégarde, fait une mauvaise manip. Mécontente de n'avoir pu me coller une faute, Alice revint à l'attaque. Je la sentais hargneuse malgré ces airs doucereux de soignante bienveillante. Avec le sourire, tout en approche *Care*, elle me reprocha la légèreté du papier (devenu culte en l'espace de 24 heures), faute de pouvoir remettre en cause les informations publiées (toutes vérifiées). Je lui répondais que ce n'était qu'un premier papier factuel, et qu'il était tout à fait possible de publier une enquête, plus fouillée, sur les agissements de Damien Barraud. Faute d'arguments et n'ayant plus grand-chose à me reprocher sinon la chute ironique de mon papier (« Ô monde cruel ! »), on se quitta (pas encore définitivement…). J'aurais dû me douter que mon sort était scellé. Alice prenait fait et cause pour sa corporation, de manière extrêmement nuancée.

Le lendemain de ce coup de fil, fort des conseils de la fantomatique rédactrice en chef de *What's up Doc*, je publiai un appel à témoins, pour recueillir les témoignages de personnes harcelées, qui manquaient tant à mon papier, selon le jugement définitif de l'arrogante et mal assurée Alice.

Alors que l'orage d'insultes de médecins s'en était allé, et que le soleil faisait apparaître sa belle chevelure dorée sur le réseau social Twitter, la publication de mon appel à témoignages obscurcissait de nouveau l'horizon. Une armée de trolls médecins se levait de nouveau pour réduire à néant le danger que je représentais :

🐦 « *Qu'est-ce que c'est que ce looser de compèt* »,

🐦 « *Mais sérieusement… c'est un appel au harcèlement encore ?* »,

🐦 « *Pauvre connard. On te vois* »,

🐦 « *Allez invitation à la délation : hop signalé* »,

🐦 « *Mange merde !* »,

🐦 « *C'est un truc de #jesuisjournalistecommebouhafs votre journal ?* »,

🐦 « *Pas mal en 40 t'aurais demandé de te signaler les agissements de français aidant d'autres français juifs ? »*, etc.

Cet appel à témoignage n'aura pas servi uniquement à me prendre une nouvelle douche d'excréments en ligne. Car concomitamment, je commençai par recevoir des témoignages de personnes harcelées par Damien Barraud. Pour mon enquête, l'appel à témoignage, n'oublions pas de le mentionner, était devenu indispensable du fait de la suppression du compte Fluidloading : plus rien ne subsistait de ses diatribes sur twitter. Ne me restait plus qu'à collecter des captures d'écran de ses tweets, immortalisées par ses victimes. Un certain Veyz m'envoyait le verbatim d'un échange ordurier entre Barraud et le journaliste Olivier Truchot daté du 4 septembre 2020 :

Fluidloading

🐦 *« J'ai vu des discussions au bar le Penalty d'un meilleur niveau que celles des imbéciles poujadistes des @GG_RMC »*

Olivier Truchot

🐦 *« J'ai vu des médecins faisant preuve de moins de mépris et condescendance. En général ce sont les bons... »*

Fluidloading

🐦 « *Le problème est que vous n'avez pas l'intelligence requise pour juger de tout ça. Vous êtes inculte et incompétent. Et par conséquent dangereux vu vos fonctions. Ou alors vous le faites exprès. Ce qui fait de vous un désinformateur.* »

Olivier Truchot

🐦 « *Hahaha voilà que je tombe sur un réanimateur rageux, bien ma veine. J'espère que vous êtes plus calme dans l'exercice de votre métier. C'est un peu flippant pour les habitants de Metz.* »

Le ton restait courtois — pour Barraud — mais l'on percevait bien la technique qu'il employait pour disqualifier son adversaire : le ramener plus bas que terre, lui dénier une part de son humanité — « imbécile poujadiste », « vous n'avez pas l'intelligence requise », « désinformateur » — pour faire naître chez lui un complexe d'infériorité, un sentiment de culpabilité — « vous êtes dangereux » — et l'intimer au silence.

Veyz juxtaposait à cette capture d'écran un autre tweet de Barraud, qui n'était rien d'autre qu'un appel au sadisme. Même au second degré, l'attaque de Barraud était d'une violence inouïe :

Fluidloading

🐦 *« Merci de rédiger vos directives anticipées pour dire qu'en cas d'agonie vous refusez toute sédation analgésie Je me ferai un plaisir de vous regarder étouffer avec les yeux sortant des orbites »*

On avait peine à croire que le rédacteur de ce tweet était médecin. Enfin, Veyz collait au message précédent le soutien du professeur Karine Lacombe à… Barraud et Wargon. Attitude assez peu compréhensible : Karine Lacombe était ce professeur anti-Raoult qui se répandait sur tous les plateaux de télévision pour dénoncer, à juste titre, le harcèlement dont elle se disait victime sur les réseaux sociaux. Et en toute schizophrénie, elle apportait son soutien à deux médecins qui pratiquaient le harcèlement avec zèle sur Twitter :

🐦 *« Fière d'être aux côtés de @wargonm et @fluidloading pour une information circonstanciée et transparente, toujours rester sur la ligne de crête… »*

De mon côté, je réussissais aussi à sauver de l'oubli des captures d'écran des tweets immémoriaux de Fluidloading. Un certain @tauri me faisait parvenir des jugements de valeur de Fluidloading sur ces confrères. Déjà, Barraud pervertissait la règle qu'il s'était fixée, à savoir n'attaquer que les thuriféraires du professeur Didier Raoult, et les addicts à l'hydroxychloroquine. Qui eût cru qu'il disait vrai ?

QUACKFIGHTER IS HERE

Comme je m'y attendais, dès le dimanche 15 novembre, je fus l'une des premières cibles de Barraud alias QuackFighter qui n'avait pas attendu la Pâque pour ressusciter. Un de ses aficionados, pour symboliser son retour annoncé sur Twitter, l'avait représenté en torche humaine — Marvel était la référence ultime de ces docteurs en médecine qui n'avaient jamais, réellement, quitté le préau de l'école. C'était ça, Barraud : un pauvre médecin qui se consumait dans des polémiques cruelles et stériles. Donc, tout juste réapparu, le réa de Metz se mit en tête de me réduire en cendres. En s'attaquant à mes qualités professionnelles :

🐦 « *Aidez Jean Nanard à écrire son prochain PQ triple épaisseur il n'a pas beaucoup d'amis, miskin.* »

Aussi cruel que pauvre en imagination, le docteur Barraud reformulait les mêmes blagues scatologiques sous différentes tournures :

🐦 « *Dans ma grande bonté, comme avec le médiocre JBgerv, je vais aider le non moins médiocre @xazalbert dans son entreprise.* Aidez ces deux gugusses à trouver des informations contre moi. C'est pour leur prochain papier. Il sera disponible au rayon PQ dans tous les bons supermarchés. »

S'adressant directement à myself, le docteur Barraud ne s'embarrassait pas toujours d'emberlificotage et de figure de style :

🐦 « *tu es une insulte au journalisme. Je n'y peux rien* »

Le Barraud pratiquait aussi l'investigation et se targuait d'en savoir plus sur les aléas de mes démêlés avec mes patrons que moi-même.

🐦 « *Et tu as été viré combien de fois en 20 ans ?* », me lançait-il.

Le fonctionnaire hospitalier ne savait pas que j'avais été systématiquement réhabilité par le ministère du Travail qui avait décidé de ma réintégration à deux reprises, après des mesures de licenciement plus iniques les unes que les autres, que des patrons avaient décidé pour me punir d'avoir été syndicaliste, ou pour avoir dénoncé des actes racistes...

Non content de s'attaquer à ma personne, Barraud visait aussi, à l'instar de Jean-Daniel Flaisakier, le journal *What's up Doc*, et les journalistes qui y travaillaient :

🐦 *« Vous avez été victime de la médiocrité journalistique de @jbgerv ou d'autres nullards de @WhatsUpDoc_mag ? N'hésitez pas à me le dire en TL #jbgerv #mediocrité »*

Avec pareille attaque, j'étais sûr d'obtenir le soutien de ma direction. L'avenir ne me donnera pas raison... J'avais sous-estimé la veulerie, la lâcheté et le grégarisme d'Alice, Matthieu et Marc, les patrons de *What's up Doc*...

Encouragés par les attaques de QuackFighter, ses fans l'imitèrent en essayant de surpasser le maitre. Après m'avoir dénié toute qualité professionnelle, certains d'entre eux n'hésitèrent pas à franchir le rubicond en usant de blagues à connotation raciste :

🐦 « *JB il est bon quand il parle d'Afrique et des conflits qu'il a couvert quand il parle santé ô peuchère* », me lançait un certain @tolquen. Toujours cette assignation aux origines...

Se croyant drôle, un autre disciple de Barraud, @rainai, me comparait à un BHL de la corne de l'Afrique :

🐦 « *On dirait du BHL en Somalie* »

Damien Barraud, tel un toréador sous adderall®, revenait à l'attaque à chaque tweet que je partageais. Lançant un tweet à la mer en vue de trouver un éditeur pour la publication d'une de mes prochaines fictions, où j'étalais en 140 signes mon CV littéraire, Quackfighter me répondait :

🐦 « *Ecrire 4 bouquins et finir par faire des ménages en écrivant sur le PQ de WhatsUpDoc_mag, ca doit etre ca la lose.* »

Mais pourquoi tant de haine ? Barraud justifiait son harcèlement en se présentant comme la malheureuse victime de twittos indélicats qui l'avaient empêché de dormir. Et la majorité des médecins sur Twitter qui le supportaient croyaient à ses fables (ou s'en foutaient). Ils prouvaient par l'exemple un simple fait : on peut être bac+15 et con comme un balai. Un certain Sagittarrius le prenait ainsi sous son aile paternelle :

🐦 *« Il a assez subi comme ça, il a un travail qui vous dépasse totalement, foutez lui la paix ».*

Personne n'a dit que les réanimateurs ne faisaient pas un boulot harassant, surtout sous temps de Covid. Mais bizarrement, Barraud était le seul à passer autant de temps à insulter ses détracteurs sur Twitter…

Une autre twittos, @anne, pharmacienne de formation, pleurait de chaudes larmes en évoquant les menaces (réelles) dont il avait été victime :

🐦 *« J'imagine que vous acceptez aussi les captures d'écran sur lesquelles il est traité de boucher et 1 photo de famille est diffusée »*, me répondait-elle, suite à mon appel à témoignages.

Le docteur Barraud avait en effet porté plainte contre des twittos qui l'avaient comparé au docteur Mengele. Cela ne l'avait cependant pas incité à modérer ses propos sur les réseaux sociaux, comme me le rapportait @Tauri. Sous le titre *« Le Dr Barraud, c'était aussi cette "forme" parfois difficile à accepter pour certain.e.s »*, @Tauri compilait quelques échanges fameux du Fluidloading :

🐦 *« j'ai un travail à finir* (Barraud ne se départirait jamais de son délire messianique, NDLR*). Je n'en ai pas fini avec le PU à qui j'ai promis de couper ses bollocks les yeux dans les yeux, en quittant son lupanar… pardon, son bureau »*.

Quand un autre confrère, lui aussi adepte du cyber harcèlement, @DocPrimum (par ailleurs ancien responsable de l'association #nofakemed, ça s'invente pas…), le relance, pour en savoir plus, Barraud répond :

🐦 *« Raconter quoi ? Que je suis venu ici pour me faire un petit Raoult Nancéeien ? Qui faisait du cinéma porno amateur pendant ses gardes entre deux fraudes scientifiques ? Ou s'écouvillonnait le zboub en mettant des étiquettes de malade ? Quel intérêt ? »*

S'adressant au docteur Axel Kahn (décédé depuis) qui le rabrouait, Barraud lui répond, que lui *« est médecin »* qu'il s'occupe *« de vrais malades »*, et qu'il ne passe pas *« le cul assis dans son bureau à faire des phrases »*, en concluant :

🐦 *« j'affirme que Trump mérite ce qui lui arrive, et que s'il passe l'arme à gauche, il est fort possible «que je m'offre gun petit voyage »*.

Un médecin qui se réjouit de la mort d'un homme, quel que soit cet homme (Dieu sait si je ne suis pas partisan de Trump), voilà qui n'est pas commun, encore moins déontologique.

Engageant le fer avec le docteur Gerald Kierziek, un médecin médiatique qui s'est toujours gardé de diaboliser ses autres confrères (nous y reviendrons), à commencer par les homéopathes, mais aussi les partisans de l'hydroxychloroquine, en premier lieu desquels le professeur Christian Perronne, Fluidloading commentait :

🐦 « *Gérard (non, Gérald, NDLR) a défendu l'homéopathie et les fakemedecines. Pour faire plaisir à se bobine et ses admiratrices de moins de 50 ans* (un peu de machisme viriliste n'a jamais fait de mal, NDLR) *amoureuses de son sthéto. Maintenant Gérard défend un criminel* (Gérald n'avait guère fait que partager un communiqué du syndicat de médecins FO qui s'offusquait des attaques répétées contre Christian Perronne, NDLR). *Pas un criminel de maintenant hein. Un criminel de longue date sur le Lyme chronique* ».

Et toujours cet instinct dominateur, ce quasi-droit de vie ou de mort qui semblait tant le faire jouir, notre bon vieux Fluidloading :

🐦 « *C'est moi qui décide du malade que j'admets en réanimation. La seule chose qui vous sauve est que le fait d'être un connard n'est pas un critère de limitation thérapeutique.* »

L'attitude de Barraud me rappelait cette blague qui jusqu'à présent m'avait fait marrer, mais maintenant me glaçait le sang : « Quelle est la différence entre Dieu et un médecin ? Dieu ne s'est jamais pris pour un médecin. »

WARGON SORT LA SULFATEUSE

De mon côté, en ce week-end de la mi-novembre, je n'étais pas au bout de mes peines. Mathias Wargon revenait à l'attaque le dimanche 15 novembre. Paranoïaque pathologique autant que mystificateur épanoui et lèche-botte de premier plan, Wargon, sans rire, me retweetait en commentant ainsi mon appel à témoignage :

🐦 « Alors @TwitterFrance est-ce que ce genre d'attitude n'est pas la preuve d'un complot pour suspendre le compte de gens qui ne plaisent pas à un groupuscule ».

Tout était risible dans son assertion : s'il s'était agi d'un complot, je n'aurais pas tweeté de manière ouverte, sans cacher mes desseins, qui n'étaient autres que l'enquête que voici. Wargon m'accusait par ailleurs de vouloir, via mon appel à témoins, contribuer à l'interdiction d'un compte qui était déjà banni (celui de Barraud) : était-il totalement con, ou prenait-il les non-médecins, dont la direction de Twitter

France, pour des demeurés ? Entre ces deux explications, mon cœur balance toujours. Wargon, la même journée, en remettait une couche (Pampers), pour ceux qui n'avaient toujours pas compris que WUD (mon ex journal) fomentait un complot pour mettre en prison tous les médecins :

🐦 **« Du coup on comprend bien l'article pourri de @WhatsUpDoc_mag @WhatsUpDoc_mag le journal qui dénonce les médecins ! »**

Tant de bêtise malveillante finit par susciter ma colère, et je le menaçais de poursuite en justice :

🐦 *« Vous n'êtes pas au-dessus des lois : les injures publiques vous concernent également. Signalement »*, le menaçai-je une première fois, pensant que cette mise au point suffirait. Que nenni. Le chef de service des urgences de l'hôpital Delafontaine (Saint-Denis) me prit de haut, un brin paternaliste, histoire de me remettre à la place qu'il pensait être la mienne, celle d'un simple mortel s'adressant à un demi-dieu :

61

🐦 « *Injure publique où ca ? J'aime pas trop ce ton et ces menaces.*

T'as décidé de régler tes comptes et de faire de @WhatsUpDoc_mag un instrument politique (et on comprends mieux désormais avec ton bouquin sur la @lacgtcommunique) il faut assumer. Mais les menaces ça va un peu loin. »

Autant Barraud était obsédé par les Raoultiens, autant Wargon chassait des communistes imaginaires sur cette vaste toile qu'est Twitter, tel un cyber Mac Carthy évadé d'un nid de coucou. Et ces deux zozos ne se fatiguaient jamais. C'est l'un des rares dénominateurs communs que je concède aux médecins : ils ont une énergie de buffle. Aussi, on peut se demander ce que ces deux praticiens font réellement de leur journée de travail ; eux qui se disent victimes de charges de travail herculéennes trouvaient toujours deux à trois heures quotidiennes à tuer, sur les réseaux sociaux…

Ainsi, Wargon revint à l'attaque, en déclinant le même thème : puisque j'ai écrit un bouquin sur la CGT, c'est que je fais de l'entrisme gauchiste chez les médecins. Mais le pauvre gus jouait faux : mon récit sur la confédération était en fait un pamphlet très sévère pour la centrale syndicale de Montreuil :

▾ « *J'ai critiqué à plusieurs reprise tes articles tres orientés qui me semblaient sortir de la ligne lingerie de @WhatsUpDoc_mag . Je comprends mieux depuis puisque tu etais conseiller com de la @Jacgtcommunique . Ah la transparence!* »

Mais Wargon se rendit compte de sa bévue, après que j'avertissais que j'allais porter plainte contre lui : il demandait à ses twittos de passer au tamis tous mes articles pour repérer ceux qui valideraient sa thèse, à savoir que j'essayais de pervertir les cervelles nativement conservatrices des médecins, à grands coups d'hypnoses et de messages cryptés marxistes-léninistes :

▾ « *je vous conseille d'aller sur le site https://whatsupdoclemag.fr et de scroller. Parce que mise a part la réaction de @Drmartyufml , c'est tres tres oriente* ».

Malheureusement aucun des fans post ado de Wargon n'a retrouvé dans les articles de WUD d'extraits du *programme de transition* de Trosky, ou encore du *Que faire ?* de Lénine. Certains allaient même jusqu'à ironiser — pour peu qu'il s'agisse d'ironie — en notant qu'ils avaient « *vu un article sur une tribune de 200 médecins dans le figaro...* » Une fan inconditionnelle de Wargon — ça existe — Samia Mtimet, prenait les désirs de son héros pour des ordres, et scrutait mes papiers, à la recherche de messages communistes subliminaux. Elle faisait chou blanc, la pauvre enfant :

🐦 *« Je viens d'aller voir le Mag en question et les "articles" de JB. Ces sujets préférés sont taggués "politik/polémik" (sic). Je ne suis pas allée beaucoup plus loin. @cybersurgeon_md est cité lui aussi dans le papier sur le sort réservé à @fluidloading par @TwitterFrance. »*

D'autres me reprochaient des interviews de Di Vizio et de Louis Fouché, autres bêtes noires des médecins #nofakemed, mais toujours rien de politiquement incorrecte pour la cervelle de Wargon. Le délit de diffamation me semblait établi et j'étais fermement résolu à déposer plainte.

PEIFFER-SMADJA, L'APPRENTI HATER

Le soleil se couchait sur Twitter et je me réveillais le lendemain matin, lundi 16 novembre, sur Instagram, épuisé. J'avais repéré une chute inhabituelle du nombre des abonnés de WUD sur le réseau des post-ados. Car j'avais à peine tourné le dos que maintenant, c'était au tour des bébés docs de prendre le relais : la chute de nos abonnés sur Insta était due à un appel au boycott lancé par un médecin interne instagrammeur, Mohamed Ayari alias « Et ça se dit médecin » (ECSDMED).

J'avais eu maille à partir avec cet interne en médecine générale, qui était passé nous voir au bureau, pour nous lécher le cul, une après-midi de l'année 2019... Mohamed avait terminé en queue de peloton de sa promo à l'examen classant national (ECNi) et, comme pour compenser ses pitoyables résultats scolaires, il était devenu un influenceur médical de poids, fort d'un compte de plus de 80 000 followers sur Instagram, ainsi qu'un élu étudiant influent dans le sud de la France. À tel point, d'ailleurs, que Gabriel Attal, porte-parole du gouvernement, avait pensé à lui pour organiser un live sur

Insta, destiné à amadouer la jeunesse, qui allait être confronté à un nouveau confinement, au printemps 2021.

Pour en revenir à mon algarade, Mohamed n'avait pas supporté que je lui demande un jour, par mail, pourquoi il avait critiqué sur Twitter l'un de nos dossiers sur «le sexe à l'hôpital». Ce dossier comportait, entre autres, une suite de témoignages de médecins qui narraient leurs histoires de cul à l'hôpital. La bien-pensance tweetophile n'avait pas apprécié, et Mohamed s'était joint à eux, pour dénoncer ces articles, pourtant reflet de la réalité, et demander de les supprimer. Cancel culture à l'hôpital oblige. Comme pour répondre à mon mail, Mohamed publiait alors un nouveau tweet, plus moraliste et débile que le premier :

🐦 *« Un article dégoûtant de sexisme et de fantasmes. Quand on connaît les stats sur le harcèlement sexuel à l'hôpital, je suis dégoûté »,* avait-il décrété, à propos de mes écrits.

La pauvre chochotte !! Il ne supportait pas de lire ce qu'il avait sous le nez tous les jours, à l'hôpital... Nous étions donc brouillés. Je n'avais plus aucune nouvelle de lui, jusqu'à ce que je lise, sur Instagram, une story qui m'était consacrée, ce lundi 16 novembre, au matin, donc.

L'intagrammeur n'y allait pas avec le dos de son iPhone. Dans une première partie de son message, Mohamed reprenait un tweet d'un certain Nathan Peiffer-Smadja, connu de manière défavorable par mes services (nous y reviendrons). Lequel Nathan écrivait :

🐦 *« Whats up doc et M. Gervais, c'est le cnews médical. Une presse de caniveau, des clichés racistes partout (vous vous souvenez quand un article sur l'argent avait pour image une caricature de juif) et je ne vous parle pas du sexisme. Quand je le vois à l'hôpital j'ai la nausée. »*

Mohamed y allait de son petit commentaire poisseux :

🐦 *« Si certains d'entre vous suivent encore @whats_up_doc je vous recommande de vous désabonner. C'était pas mal il y a quelque temps, c'est devenu nul maintenant LE RACISME ET LE SEXISME »* suivi de trois émoticônes qui dégueulaient (son message de merde ?). Voilà d'où venait donc la chute de nos abonnements. C'était une petite vengeance de Mohamed, qui relayait une lamentable vengeance de Nathan. Les relations dans le monde de la médecine sont tissées de ces petites mesquineries, fruits de la bêtise d'égos boursouflés. J'écrivais un mail à Mohamed pour lui demander de retirer instamment sa story, ou de s'excuser platement, ce qu'il ne fit pas — du reste, les stories s'effacent spontanément en 24 heures. Je n'eus plus aucune nouvelle de lui. Mais je n'oubliais pas que Mohamed avait repris un tweet de Nathan, qui me vomissait dessus.

Je repérais sur Twitter le message de Peiffer, posté le 15 novembre à 22 heures et des brouettes. @nathanpsmad (mad, c'est lui-même qui se définissait ainsi) me traitait de raciste et de sexiste, dans le plus grand des calmes. Non content de son forfait, le Nathan « Mad » en rajoutait, se prenant, à l'instar d'un Wargon, pour un leader qui serait entendu et suivi, à chacune de ses fatwas, par l'ensemble de la communauté médicale. Il lançait un appel très solennel au boycott de *What's up Doc* :

🐦 « *J'en appelle aux médecins de twitter : ne relayons plus ce magazine honteux, ne les encourageons pas avec leurs "bad buzz" qui leur amènent des clics et jetez le quand vous le croisez en version papier. Plus de lecteurs y compris sur le net, plus de whatsup doc.* »

Ce sur quoi un lecteur averti lui faisait remarquer que WUD, sous ma férule, s'était plutôt fait remarquer pour son antiracisme radical :

🐦 « *Je suis étonné par cette réflexion car je voyais What's up doc avec une orientation politique assez gauchiste et antiraciste. Ils avaient fait leur une il y a quelques mois sur une dénonciation du "racisme" des médecins.* »

Un autre médecin lui rappelait son devoir, qui est de soigner, et non pas de prononcer des fatwas sur Twitter :

🐦 « *Et si vous consacriez votre temps à traiter vos patients plutôt que d'attaquer en permanence vos collègues ? Votre comportement de petit Fouquier-Tinville de la dictature sanitaire est scandaleux et ne semble pas être conforme avec vos fonctions.* »

D'autres, des fans de « Mad » Nathan, s'en prenaient ouvertement à moi, et élaboraient déjà des stratégies pour me faire tomber :

🐦 « *On ne pourrait pas s'adresser à la @Groupe_MACSF ? Faire de la pub dans une publi qui relaie des complotistes (Fouché) et qui dénigre des médecins, c'est pas top. Et qui* autorise la distribution à l'hosto ? Directeurs ? Chefs de services ? Faut leur en toucher un mot. »

Ils imitaient en cela Wargon et ses potes, qui s'étaient déjà posé la question du financement du canard[12]. Nathan Mad max était allé jusqu'au bout du raisonnement et avait appelé à la *cancellisation* de WUD et de votre humble serviteur. Une sorte de génocide pour une seule personne : moi-même.

Contre toute attente, chatouiller le nerf de la guerre, à savoir les annonceurs de WUD, allait faire paniquer mes employeurs, et décider de ma révocation....

Mais pourquoi tant de haine de la part de ce jeune interne en infectiologie, Twittos Mad à ses heures perdues, et coordinateur du Réseau des jeunes infectiologues français ? De fait, nous nous connaissions avec le jeune Nathan depuis quelques mois, et nous étions en froid. Il me boudait. Pourquoi ? Encore une fois, une histoire de susceptibilité toute médicale. Au cœur de l'été, en août 2020, l'une de nos stagiaires l'avait interviewé. Au détour d'une question, Smadja n'avait pu s'empêcher de tacler le professeur Raoult, en rappelant qu'il n'est pas infectiologue, mais microbiologiste. Nous avions repris sa citation en titre, ce qui avait provoqué

---

12 https://twitter.com/Bruitdessabots/status/1328093687759450113

sa fureur (à Nathan, et non au Pr Raoult). De mauvaise foi et sur un ton autoritaire, le jeune interne nous avait demandé de l'enlever (sa citation en titre), ce que nous n'avions pas fait, bien évidemment. Depuis, Peiffer-Smadja nous vouait aux gémonies. D'où son appel au boycott, motivé en partie par sa rancune. Mais pas seulement.

Ce n'est pas par hasard que le futur chef de clinique en infectiologie s'en était pris au professeur Raoult, dans l'interview qu'il nous avait donnée. Peiffert était devenu, en quelques semaines, le plus fervent opposant au traitement contre la Covid du professeur marseillais. Auto-proclamé chasseur de fakenews sur les réseaux sociaux, émissaire de l'ONU au sein de la team Halo qui réunissait de par le monde des experts médicaux chargés de propager sur les réseaux sociaux les BONNES pratiques et les BONNES infos, Nathan était aussi le co-auteur d'une méta-analyse[13] qui semblait prouver que, non seulement l'hydroxychloroquine associée à l'azithromycine n'avait pas d'effet curatif prouvé sur la Covid 19, mais était aussi responsable d'une surmortalité hospitalière. Cette étude avait été publiée en août (au moment même où Smadja nous donnait un entretien) et faisait l'objet de critiques vives : ne nous cachons pas la face, le petit Nathan

---

13 https://www.clinicalmicrobiologyandinfection.com/article/S1198-743X(20)30505-X/fulltext

était harassé sur les réseaux sociaux par les partisans de Raoult qui ne le lâchaient plus d'une semelle. Mais c'était loin d'impressionner le chevelu de l'Inserm — il a de faux airs de Joe Dassin, le jeune ringard —, par ailleurs « aide de camp » du professeur Yazdan Yazdanpanah, l'une des éminences grises du Conseil scientifique qui éclairait de son halo scientifique les décisions politiques du président Emmanuel Macron pour contrer la pandémie mondiale.

Le professeur Didier Raoult avait ridiculisé le conseil scientifique, et avait accusé le professeur Yazdan Yazdanpanah à mots couverts de rouler pour le laboratoire Gilead, lequel avait présenté le médicament Remdesevir® comme le remède miracle contre la Covid 19. Mais en décembre 2020, l'OMS avait déclaré que le Remède de Gilead contre la Covid valait peau de lapin ; un peu tard cependant, puisque l'Union européenne avait acheté en toute urgence pour 63 millions d'euros de ce médicament, qui ne servait à pas grand-chose contre la Covid…

Bref, entre sa méta-analyse anti-hydroxychloroquine, ses accointances avec Yazdan Yazdanpan, membre du conseil scientifique sur la Covid que Raoult avait vomi, Peiffer-Smadja, à l'instar des #Nofakemed Wargon et Barraud, avait des raisons de vouloir se farcir Raoult. Il était ainsi devenu un allié objectif de Barraud, et j'étais au titre de cette alliance de circonstance, son ennemi. En me dénigrant, il se vengeait et faisait allégeance à ses nouveaux maîtres sur les réseaux sociaux. D'une pierre deux cons.

Mais plutôt que de m'attaquer sur l'article que j'avais écrit au sujet de Fluidloading en tant que tel, il avait préféré me traiter de « raciste » et de « sexiste », accusations farfelues d'adeptes du wokisme online décervelés. Sexiste pour avoir publié des témoignages de médecins queutards, et raciste pour avoir publié une illustration d'Harpagon, dont le facies, à son goût, ressemblait un peu trop aux caricatures de juifs du siècle passé. L'illustration, tirée de la banque d'image Getty, est toujours disponible au catalogue de cette agence prestigieuse.

Le petit Nathan était manifestement animé de mauvaises intentions, puisque, après lui avoir adressé un mail pour lui faire prendre conscience du préjudice que me causait son tweet, ce dernier, quatre jours plus tard, se foutait ouvertement de ma gueule sur Twitter! Je ne pouvais que l'assigner en justice.

UN TWEET POUR SOLDE DE TOUT COMPTE

Entre les vieux chefs de service aigris, les réas placardisés et les internes en manque de gloire, mes ennemis trolls médicaux se faisaient chaque jour plus nombreux. Néanmoins, entre les 16 et 20 novembre, le calme plat était de retour sur les réseaux. Je publiais des papiers, à raison de trois à quatre par jour, sans plus me soucier des crises de nerfs des médecins anti-Raoult. J'attendais surtout la réponse de ma direction, à qui j'avais demandé de l'aide, eu égard aux plaintes pour diffamation que je comptais déposer contre Ayari, Peiffer-Smadja, Wargon. Mais de leur côté, aussi, ce fut le silence total. Jusqu'au jeudi 20 novembre. C'est par un tweet que je pris connaissance de la position de ma direction quant au harcèlement que me faisaient vivre les trolls médicaux, depuis sept jours :

🐦 « **La rédaction se désolidarise des propos récents de son rédacteur en chef adjoint JB Gervais. Elle n'a ni validé, ni cautionné ses tweets, qui lui sont propres. WUD s'attache à présenter l'information médicale de** façon objective, piquante parfois, mais sans excès de polémique ».

En gros, il me lâchait dans la fosse aux lions. Cette prise de position de WUD, du 20 novembre, faisait suite à ma mise à pied prononcée la veille. Peiffer s'en donnait à cœur joie, en citant ce tweet, et le commentant de la façon suivante :

🐦 *« Le même qui m'a menacé de plainte par message privé et a tenté de m'intimider parce que j'avais dit que le journal colportait des clichés sexistes et racistes....? »*

Il rajoutait, certainement pour finir parmi les finalistes du concours du tweet le plus faux cul :

🐦 *« je ne sais pas de quelle diffamation il parle... Parfois ça me sidère twitter »*

En l'espace d'un week-end, donc, une coalition de médecins aussi acariâtres que nombrilistes avait décidé de me faire rendre gorge : Mohamed, Nathan, Mathias, Jean-Daniel et Damien me voulaient mort ou vif. Et puis j'oubliais : Alice et

75

Matthieu, mes patrons, qui m'avaient laissé me faire mitrailler seul dans la tranchée.

DES BOUÉES DE SAUVETAGE

Il ne me restait plus, après avoir été pendu sur Twitter haut et court par mes patrons, qu'à attendre mon licenciement. Mais je ne comptais pas en rester là, comme je l'ai déjà écrit. J'avais lancé un appel à témoignage pour en savoir plus sur les victimes, online, du harcèlement des médecins, et je comptais bien mener mon enquête à terme, avec ou sans *What's Up Doc*. Après les quelques premiers témoignages que j'avais recueillis le week-end du 14 et 15 novembre 2020, je ne recevais plus rien pour alimenter mon travail sur la Ligue du LOL #Nofakemed, qui sévissait à la faveur de la pandémie de Covid.

J'attendais encore des munitions et des renforts, au fond de ma tranchée, pendant que les affreux médecins, #NoFakemed pour la plupart, me canardaient. Mes premières troupes n'allaient pas tarder à montrer le bout de leur nez. Tel le général de Gaulle après son appel du 18 juin, de premiers résistants me faisaient un signe de la main, me demandant de faire preuve de courage. Je n'allais pas être déçu, tant les témoignages sur la violence verbale du Dr Barraud et consorts étaient nombreux et éloquents.

Fin novembre, on m'adressait des captures d'écran de ces tweets rageux, qu'il justifiait, auprès de sa cour, comme des mesures de rétorsion, à la suite du calvaire qu'il avait vécu :

« Damien a subi des menaces de mort, des menaces sur ses enfants, des accusations d'euthanasie. Parce qu'il a défendu la médecine de qualité et sa pratique déontologique et scientifique, contre des personnes qui ont fait d'une molécule une affaire politique », pleurnichait ainsi un certain Florian Zores, cardiologue de son état.

Remettons l'église au milieu du village, ou plutôt le bloc opératoire au milieu de l'hôpital. Oui, Barraud a été attaqué vilainement sur les réseaux sociaux. Je retrouvai le tweet d'une certaine Julia Cerisi qui n'hésitait pas à qualifier le réanimateur messin de *« médecin boucher, Mengele du covid, tueur dans ses œuvres ».* Avouons benoitement que c'est plutôt blessant, pour un médecin, d'être comparé au nazi Mengele (lui-même médecin par ailleurs).

Mais, pour justifier ces propos (pas gentil gentil hein), ladite Julia Cerisi encapsulait des tweets écrits par le docteur Barraud, dont la violence était exceptionnelle :

🐦 « *L'ordre honteux des médecins doit être euthanasié et enterré. Sans Fleur ni couronne.* »

Ou encore :

🐦 « *Si les retraités pouvaient dégager définitivement ce serait chouette. Ils sont une partie du problème vue qu'ils ont créé et entretenu ce système de très longue date* »

Face à l'un de ses détracteurs, Barraud perd ses nerfs :

🐦 « *Tu es surtout une petite merde frustrée de mytho qui pense que se branler c'est baiser* »

Le tout avec l'assentiment des autorités ordinales :

🐦 « **Ah. Je dois te préciser que le Dr Dam, président du CDOM 57 m'a appelé pour me féliciter d'avoir remis en place des charlatans dans les journaux.** »

Bref, Barraud semblait emporté par sa violence verbale, laquelle avait très certainement des retentissements psychologiques chez ceux qui en étaient victimes. J'en avais fait l'expérience amère : je n'arrivais plus à dormir depuis que j'étais pris pour cible par Wargon, Barraud, Flaysakier, Lehmann, etc. Mon médecin (ce ne sont pas tous des harceleurs quand même) m'avait prescrit deux semaines d'arrêt maladie, au plus fort de l'acharnement des médecins contre moi...

Mais aucun des médecins (et autre tweetos) qui m'insultaient à longueur de tweets, à la suite de mon appel à témoignage, ne semblait s'en rendre compte. Ou peut-être essayaient-ils de l'ignorer. Ils chassaient en meute et se fichaient bien du comportement pathologique de leur chefaillon. Parfois, ils rajoutaient une couche d'insanités, tel (feu) Jean-Daniel Flaysakier, abonné aux insultes scatologiques, qui incitait mes employeurs à me virer :

🐦 « *Ce garçon est un personnage etron-nant* **(parlant de moi, NDLR).** *Au passage il travaille chez @WhatsUpDoc_mag. Dites donc @WhatsUpDoc_mag vous cautionnez ?* »

Fermons la parenthèse pour en revenir à Barraud. Après avoir reçu ces quelques extraits de la prose nauséabonde de Barraud, des twittos, victimes de sa vindicte, venaient se confier. L'une d'entre elle avait compris combien le docteur Barraud était nocif. Le docteur Ivana Fulli n'était pourtant ni une adepte de Didier Raoult ni une homéopathe frustrée. Elle n'en était pas moins la cible des outrances, pour utiliser une litote, ou du sadisme pour être réaliste, de Fluidloading. Son témoignage brisait la légende de Fluidloading-qui-ne-s'attaque-qu'aux-méchants-charlatans. Donc, le docteur Fulli répondait à mon appel à témoignage, fin novembre 2020, dans un thread bilingue dont elle seule avait le secret. Elle commençait par rappeler quelques banalités de base :

🐦 *« Dans une démocratie, on ne fait pas justice soi-même comme #DrDamienBarrault qui entend régler son compte à un confrère qu'il accuse de fraude scientifique. »*

Et d'ajouter, pour enfoncer le clou :

🐦 *« Vous pensez, @akira_doe , que la vengeance personnelle par harcèlement moral de #DrDamienBarrault d'un de ses ancien senior jusqu'au suicide de ce dernier ou son expatriation(j'ignore ce que DB entend par» avoir la* peau »de son ennemi) va moraliser la recherche clinique en France? ».

Quelques jours plus tard, elle interpellait de nouveau le docteur Barraud qui avait recouvert d'opprobre l'honneur de son ancien mari, le professeur Lemaire. Fluidloading lui répondait par l'insulte et le mépris, tout en tentant de la psychiatriser :

🐦 « *Toujours aussi dingo Ivana »*, *Ivana Folie je ne t'ai rien demandé en fait. Tu viens m'enquiqiner ce matin gratuitement je ne sais même pas pq. Pas de temps a perdre avec les dingos. Merci de débarrasser le plancher*, « *Et s'il fallait proposer un modèle de la tarée mythomane vous seriez parfaite.* »,

🐦 «*Je ne suis pas chef Et je me fais fort de ne pas être universitaire. Quand on voit la mafia HU française comme celle qu'a entretenu au moins par silence complice votre mari. Ou plutôt ex. Doit on s'en etonner* ».

Comme il est de coutume chez les #nofakemed, après que le chef eut sonné le rappel, la meute de chiens ne tardait pas à apparaitre. Le Dr Fulli, après les insultes de Barraud, allait devoir se coltiner celle de ses fidèles, membres de l'association Citizen 4 science.

L'association Citizen 4 science s'est fixé pour objectif de lutter contre les #fakemed. En termes plus châtiés, ça donne cela, comme c'est annoncé sur le site internet de Citizen 4 science : *« L'association a pour objet de créer et faire vivre un lieu de rassemblement citoyen sur le thème de la science en général et des sciences de la vie et de la santé en particulier, qui vise à préserver l'intégrité et l'éthique de la science, et à en promouvoir sa connaissance, sa communication et son utilisation adéquates notamment dans l'élaboration des politiques. »*

Dans les faits, certains membres de l'asso vertueuse se livrent au cyber-harcèlement, comme a pu le goûter le Dr Fulli.

Motif des insultes de nouveau proférées contre le docteur Fulli : une plainte déposée contre Mathias Wargon en personne. Le 8 décembre 2020, Mathias Wargon, *OKLM*, avait émis ce jugement de valeur, au sujet de son confrère le professeur Perronne, sur les ondes de RMC, dans l'émission des grandes gueules :

▶ *« Le professeur Perronne dit que des conneries, c'est un guignol, c'est notre Bigard »*. Rien que ça…

Le 9 décembre, une téléspectatrice saisissait le conseil de l'Ordre pour s'offusquer des propos de Wargon, lequel foulait au pied l'article 56 du Code de déontologie médicale, qui stipule que *« les médecins doivent entretenir entre eux des rapports de bonne confraternité. Un médecin qui a un différend avec un confrère doit rechercher une conciliation, au besoin par l'intermédiaire du conseil départemental de l'ordre. Les médecins se doivent assistance dans l'adversité. »*

L'article 56 avait volé en éclat ce 8 décembre dans l'émission des Grandes gueules. Ce qui n'empêchait pas le docteur Mathias Wargon de se poser en victime, dans un thread publié le 30 décembre :

▶ *« D'aucuns me disent que cette inhabituelle celerité (du Cnom, qui a aussitôt contacté le Dr Wargon, NDLR) n'est due qu'à mes critiques incessantes contre le CNOM. »*

Bah voyons. Mais le docteur Wargon n'allait pas se débattre longtemps tout seul, pour affronter son complexe de persécution. Barraud aka Quackfighter (Barraud fin novembre ne se fait plus appeler Fluiloading mais Quackfighter) allait voler à son secours par ce tweet, qui devrait être gravé sous le porche du Conseil national de l'ordre des médecins :

🐦 « *Qui est le neuneu à l'ordre des médecins — pardon, l'éminent confrère — qui a cru bon de ne pas balancer ce torchon à la poubelle ?* »

Comme pour appuyer sa thèse, le docteur Damien Barraud n'avait rien trouvé de mieux que de citer… Didier Raoult :

🐦 « *Didier Raoult immense a dit en direct l'autre jour que si son pote mafieux était tjrs à la tête du Cdom, la plainte se serait arrêtée immédiatement… On sait bien que cela existe* ».

Commentaire critique du docteur Fulli :

🐦 « *#DrDamienBarraud, un candidat à l'élection #ordreMédecins qui préconise de revenir à la méthode illégale de mépris des plaintes épinglée par @courdescomptes — méthode utilisée pour protéger les #médecinsVioleursEnSérie tel #Hazout 1/* »

Et d'ajouter :

🐦 « *Savez-vous que le traitement illégal des plaintes que préconise de reprendre le délinquant #DrDamienBarraud n'avait cessé qu'après le long & coûteux combat en justice du courageux #DrRichardPoitevin ?* »

C'est là qu'intervient Citizen 4 science, pour nous démontrer de quelle manière l'asso compte « *faire vivre un lieu de rassemblement citoyen sur le thème de la science en général et des sciences de la vie et de la santé en particulier, qui vise à préserver l'intégrité et l'éthique de la science* ». C'est le trésorier de l'asso, Julien Vauquelin aka @Julbert86, qui allait passer aux travaux pratiques, en interpellant ainsi le Dr Fulli, coupable d'avoir coupé la chique au Dr Barraud :

🐦 « *La madame n'a pas l'air dans son assiette. Elle essaie de dire des choses, mais je ne comprends pas son délire* »,

🐦 « *Vous savez, il existe des spécialistes des problèmes psychiques.* »

Il n'est pas inutile de faire remarquer, comme l'a noté le docteur Fulli, que l'association Citizen 4 science, cheval de Troie anti-IHU, compte de nombreux représentants de Big Pharma. Est-ce la raison pour laquelle Julien Vauquelin tente de la discréditer ? Si les membres du conseil d'administration de l'association se disent indépendants, nombre d'entre eux ont travaillé pour l'industrie pharmaceutique, comme Fabienne Pinson, la présidente de Citizen 4 science, et par ailleurs pharmacienne. Elle a fait carrière chez Upsa, Synthelabo, et Bristol Myers Squibb, *« dans la gestion de la sous-traitance de fonctions clés, les stratégies d'outsourcing, et la politique achat avant de prendre en charge les fonctions achats en France et en Europe ».* Ce n'est pas une raison pour la diaboliser : mais ne pas afficher ces liens d'intérêt, lorsque l'on veut promouvoir la « bonne science », et *« lutter contre l'obscurantisme »*, ça fait un peu tache, non ? Mais ce n'est pas tout : comme le rapportait la journaliste Laure Dasinière, Fabienne Blum-Pinson est aussi fondatrice d'une société, Foxtrot Partners, spécialisée dans la traduction médicale. Parmi les clients de la société, selon le site foxtrot partners[14] : *« 3Disc, Acadia, Actelion, Alcon, Amgen, Amicus Therapeutics, Arthrex GmbH, Astra-Zeneca, BARC Global Central Laboratory, Bayer, Beckman Coulter, Blueprint Medicines, Bristol-Myers Squibb, Cardinal Health, CareFusion, Celgene, Cerus*

---

14 Le site Foxtrot Partners n'est plus en ligne.

Endovascular, Chiltern, Chiasma Inc., Coherent, Covance, Créapharm, CSL Behring, Daiichi, DePuy Synthes, Dow Chemical, Ethos Pharmaceuticals, Fielmann, Genzyme, Gilead, Idexx Laboratories, Ipsen, Janssen Cilag, Johnson & Johnson, Medivators, Medtronic, Novartis, OMS, Roche, Roche Diagnostics, medVISION, Merck, Mitralign, Nelson Laboratories, Novartis, Parexel, Pfizer, Pharm-Olam International, PPD, Quintiles, Sandoz, Sanofi Aventis, SciDex, SciMedx Corp., Shire, Terumo, Tigenix, Ulthera, WIPO, Zeiss Meditec, Zoetis ». Elle n'a pas peur du mélange des genres car elle annonce sur le site de Citizen 4 science qu'elle est à la fois communicante et journaliste : *« Je fournis des prestations de services éditoriaux dont communication digitale et rédaction-traduction médicale, et je suis journaliste auprès de maisons et services de presse. »*[15]

Fabienne Pinson a aussi un compte Twitter, Zenutopia, dont elle se sert pour attaquer en priorité le professeur Raoult et son traitement à base d'hydroxychloroquine. Zenutopia, alias Fabienne Pinson, n'est pas la seule parmi les fondateurs de Citizen 4 science, à bosser pour les labos. Benoît Rouyer est, pour sa part, Directeur régional Maladies Rares Fabrazyme chez Sanofi. Marie Bayle-Normand, autre membre fondateur, boulotte depuis plus de dix ans pour GSK. Chimiste de formation, elle s'occupe de gouvernance médicale, chez GSK, dans le domaine des… vaccins. Bref. Faut-il rappeler que le

---

15 https://citizen4science.org/mini-qa-fabienne-pinson/#.Yf_ynxPMLPY

professeur Raoult a dénoncé, depuis le début de la pandémie, le lobbying écrasant des laboratoires pharmaceutiques ? Rien ne permet de dire que Citizen 4 science défend Big pharma contre le méchant professeur qui promeut des remèdes peu chers, qui ne rapportent rien aux labos. Mais quand les membres fondateurs d'une asso sont autant perclus de liens d'intérêt, le plus raisonnable est de s'abstenir de toute polémique et de rester en dehors d'un débat, où leur objectivité risque d'être mise à rude épreuve.

« UN NÉVROSÉ AGRESSIF »

Et le docteur Fulli n'est pas le seul des médecins, hors de la bataille de l'hydroxychloroquine, à subir les propos dégradants du docteur Barraud sur les réseaux sociaux.

Courant novembre, je reçus un autre témoignage d'un médecin installé représentant d'une institution, un notable, quoi. Ce médecin, pas du tout raoultolâtre, avait eu maille à partir avec Barraud, bien avant que ce dernier ne justifie ses outrances verbales en arguant du « juste combat » qu'il devait mener, avec son clavier et son couteau, contre les charlatans hydroxycloroquinés, pour le « bien des malades ». Ce médecin avait assisté, amusé, à la shitstorm que je m'étais prise sans discontinuer sur la gueule en un week-end : *« Vous avez déchaîné des passions »*, m'écrivait-il pour engager la discussion. Certes. Et de poursuivre : *« Barraud est dans le camp du bien donc intouchable. »*

À vrai dire, c'est ce qui rendait le personnage de Barraud intéressant au plus haut point. Contrairement au professeur Éric Chabrière, bras droit de Didier Raoult, dont la virulence sur Twitter n'avait rien à lui envier, Damien Barraud était soutenu par la communauté médicale, le « camp du bien ». C'était un membre actif du collectif Nofakemed qui avait remporté une bataille décisive contre l'homéopathie. Il livrait, à l'écouter parler, un ultime combat contre l'IHU de Didier Raoult, un Raspoutine des temps modernes, à ses yeux. À ce titre, Barraud était le héraut de la communauté hospitalière totalement dépassée par le SarsCov2, qui regardait avec envie et haine les praticiens de l'IHU multiplier les tests à gogo, se vanter d'avoir la plus faible morbi-mortalité en France, tout en répétant sur toutes les chaînes d'information en continu que leur traitement était le seul valable (en 2020).

Barraud n'était rien d'autre que l'expression du désarroi des médecins, qui s'était choisi comme tête de Turc le professeur Raoult, et comptait bien lui faire payer ses déclarations à l'emporte-pièce, son orgueil, voire son aveuglement. Si, de prime abord, on était tenté de mettre sur le même pied d'égalité Chabrière et Barraud, au vu de la virulence de leur expression publique, dans les faits les positions de l'un et de l'autre n'étaient pas les mêmes. Chabrière - qui n'était pas médecin, donc ne pouvait se prévaloir de la solidarité des membres de cette corporation - avait réagi avec violence aux accusations de Karine Lacombe, qui avait taxé, la première, Raoult de charlatan. De fait, même si ces insultes étaient difficilement recevables, Chabrière et les médecins de l'IHU étaient en position d'assiégés. Ils ne faisaient pas partie du

« camp du bien », les médecins défenseurs qui du doliprane®, qui du Remdesevir®, qui du Ritrovil® ; sa violence, contrairement à celle de Barraud, ne sera jamais légitimée.

Barraud était passionnant en cela qu'il représentait une forme d'illégalité, au regard du code de déontologie médicale, totalement légitimée par la communauté hospitalière. Fermons la parenthèse.

Ce médecin, donc, qui me contactait par message privé, gardait un souvenir traumatisant de son algarade virtuelle avec Barraud : pour lui, le réa de Metz était *« d'une rare violence. Quiconque vient dire que c'est un névrosé agressif devient aussitôt l'ennemi à abattre de la twitosphère santé. »*

Comme de juste, Barraud, pour harceler ce médecin, s'en référait à une cause noble : la défense des urgentistes face aux pompiers. Depuis des lustres, les rouges (pompiers) et les blancs (urgentistes) se livrent une guerre sans merci pour le contrôle de l'intervention sur les situations médicales urgentes.

S'il existe une vraie problématique à régler, le docteur Damien Barraud l'instrumentalise pour une fois de plus se livrer à son sport favori : l'insulte et le dénigrement. Voici, par exemple, comment Fluidloading traite la question d'une plateforme unique, partagée par le SDIS et les SMUR, pour la réception des appels urgents :

🐦 « c bien la plateforme unique les appels débiles pour les pompiers c dans leurs cordes : ne pas réfléchir. Et les vrais appels pour les blancs. »

Ou encore :

🐦 « Il est de notoriété publique que le 18 est payé pour faire alors que le 15 pour penser. C'est comme ça. Il faut... accepter. »

C'est comme cela que Barraud comptait mettre un terme à ces différends entre pompiers et urgentistes : en trainant plus bas que terre ses adversaires, sur la place publique. Le médecin harcelé me fit aussi passer, par la même occasion, un tweet que Barraud destinait à un interne, pas tout à fait d'accord avec ses manières. Là encore, Barraud use de l'humiliation pour réduire à néant son contradicteur, plutôt que de débattre en respectant la dignité de son prochain :

🐦 « les internes de SP ne le sont pas par choix. Et kevin nous démontre qu'il a dû finir dans les tréfonds de l'ECN ».

Emporté par sa volonté de détruire toute personne qui le conteste, il arrive au docteur Barraud de passer les bornes. L'une de ses détracteurs, @farhaPhd, proche du docteur Louis Fouché, mais aussi des médecins de l'Institut hospitalo-universitaire (IHU) Méditerranée de Didier Raoult, reproduisait le 17 novembre 2020 un échange de mails gênant pour le héraut des #nofakemed.

🐦 *« Dr Barraud : "mon dieu que tu es con, comment tes parents peuvent engendrer un débile pareil"*

Réponse : "je ne suis pas médecin"

Dr Barraud : "Tes ancêtres sont marocains ? Algériens ? Tunisiens ? Autres ?"

Réponse : "mais excuse moi c'est raciste ça non ?"

Dr Barraud : "Pourquoi ? On voit bien sur la photo que tu sembles d'origine maghrébine non ?"

Réponse : "je suis espagnol"

Dr Barraud : "La mère de mes enfants est kabyle mes enfants sont 50 % kabyles remballe ton racisme qui justifie toutes les conneires" ».

La dernière réplique vaut son pesant de cacahuètes : une déclinaison du fameux « chui pas raciste, mon meilleur ami est arabe ». Mais alors dans ce cas, pourquoi, après avoir traité son interlocuteur de « con », Barraud se sent-il obligé de lui demander s'il n'est pas par hasard d'origine maghrébine ? *No lo sé.*

S'il est ambigu sur la question du racisme, il l'est aussi sur la misogynie et le machisme. Pas trop étonnant, d'ailleurs, pour un médecin. Je me souviens d'une de mes premières conférences de presse de l'observatoire des professions de santé, il y a quatorze ans, et des propos tenus par un éminent professeur, qui considérait que la féminisation de la profession médicale allait causer le déclin de la médecine… Tout cela dans le plus grand des calmes, histogrammes et graphiques à l'appui. Quant à Barraud, difficile de dire s'il est purement misogyne, ou si sa violence verbale lui joue de mauvais tours. Une twittos avait alarmé le réseau Twitter sur les tendances ultra-machistes du pourfendeur de la Fake medecine, en juillet 2020 :

« Claudina Michal — Teitellbaum

« Damien Barraud @reloadfluid est un imbécile caractériel mégalomane qui a trouvé un créneau qui convient en déversant sa bile constmt sur ts ceux qui ne sont pas de son

avis et en jouant les mâles hypertestéronés. C'est le premier que j'ai bloqué il m'agressait grattmt »

Un peu plus tôt, Barraud agressait une certaine Marielle, en comparant son activité professionnelle à celle d'une prostituée, de manière allusive :

🐦 *« La question est : quels sont les tarifs de Marielle pour ses prestations sales auprès de Didou ? »*

Ou aussi, le 31 juillet 2020 :

🐦 *« Du coup du tapines à 240 euros chez Reverbel mais rafiot pas venir sur mes plates-bandes »*

Non content de lui, Fluidloading justifiait ces comparaisons douteuses, le 8 février 2021 :

🐦 *« Pourquoi considères tu que c un insulte ? C un métier comme un autre, tout a fait respectable. En fait ce sont les prostituées qui ne meritent pas d'être comparées à Marielle »*

Pour la fameuse Marielle, ces insultes genrées sont ni plus ni moins le symptôme chez Barraud d'une misogynie assumée :

🐦 *« Traiter les femmes de thon, demander combien on prend pour des prestations, ça s'appelle comment ??? Et je passe sur les saucisses. »*

Le professeur Philippe Froguel, lui aussi l'une des nombreuses victimes du cyber-harcèlement de Barraud, résumait la situation à l'été 2020 :

🐦 *« Barraud est un malade de l injure en particulier en dessous de la ceinture et du harcelement par RS qui fait honte a notre profession medicale. Tweeter devrait supprimer son compte et les autorites et tutelles de Metz lui demander de respecter un devoir de retenue et reserve. »*

Si Twitter devait s'exécuter pour tenter de censurer cette bouche d'égout qu'est Fluidloading, nous allons voir qu'il n'en va pas de même avec les autorités sanitaires.

WARGON, LE MÉDECIN EN MARCHE

Si Barraud se prend pour un chevalier blanc en guerre contre tous ceux qui bossent à l'IHU Méditerranée, ou se rendent coupables à ses yeux de fakemedecine, Mathias Wargon, son comparse, est le politique de la bande. Avant qu'il ne vienne m'alpaguer pour mon article sur son poteau Fluidloading en novembre 2020, Wargon nous avait plusieurs fois interpellé sur les réseaux sociaux.

De fait, c'est l'un de mes journalistes, Julien, qui m'avait fait remarquer que l'urgentiste dyonisien était l'un de nos trolls. Ses bêtes noires ? Les militants de la gauche radicale. Wargon harcelait systématiquement les militants de gauche, des Insoumis en passant par les syndicalistes radicaux sans oublier les gauchistes. À tel point qu'il lui arrivait de mettre sur le même pied d'égalité extrême gauche et extrême droite, sans plus de nuances. Ainsi, commentant un tweet du président du parti d'extrême droite Florian Philippot, lequel vomit l'emballage de l'arc de triomphe par l'artiste Cristo, Wargon écrit :

🐦 *« C'est rigolo. Je viens de lire a peu près la même chose sur un compte d'un confrère de la gauche radicale. Art dégénéré, art bourgeois. Rien ne change pour ceux dont la vision du monde est en noir et blanc. »*

En interne, je l'avais surnommé Wargon-Carthy, tant ses attaques contre la gauche étaient aussi cocasses que brutales. Attitude assez paradoxale pour ce militant venu, politiquement parlant, d'un mouvement… de gauche (sioniste) Hachomer Hatzaïr, selon un portrait dithyrambique que lui avait consacré le quotidien Le Monde[16]. Il est vrai qu'être tout à la fois sioniste et de gauche devenait de plus en plus schizophrénique à l'orée des années 2000, après la politique d'annexion, d'occupation, et de massacres de Palestiniens à grands coups de largage de phosphore blanc par Israël[17]. Sauf à pratiquer le « enmêmetempisme » macronien : en même temps de gauche et sioniste, en même temps médecin des pauvres (de Saint-Denis) et bourgeois repu (de Val-de-Marne), en même temps troll médical et donneur de leçon. Bingo ! C'est donc ça : Wargon est de cette nouvelle

---

16 https://www.lemonde.fr/m-le-mag/article/2020/04/18/mathias-wargon-l-urgentiste-pugnace-et-grande-gueule_6036983_4500055.html

17 https://basta.media/Gaza-pourquoi-l-usage-de-bombes-au-phosphore-blanc-est-un-crime-de-guerre

génération de militants centristes de gauche, qui ont découvert en Macron le messie tant attendu, après que François Bayrou, dix ans auparavant, a tant déçu, avec son Modem claqué par terre… Wargon avait en effet avoué avoir voté pour le jeune ministre de l'Économie de Hollande dès le premier tour de la présidentielle de 2017[18]… Comme pour parfaire le tableau, Mathias Wargon est aussi l'époux d'Emmanuelle Wargon, membre du gouvernement d'Emmanuel Macron, es qualités de ministre déléguée chargée du Logement et de la construction. Bien qu'il s'en défende, il est difficile de croire que Mathias n'ait pas envie de défendre le gouvernement qui emploie son épouse et sauve son mariage, la seule chose qu'il ait réussi dans la vie, selon ses dires. De là à penser que Wargon est le sniper de la marchitude dans le milieu hospitalier, il n'y a qu'un pas qu'il est difficile de ne pas franchir…

Donc Julien, l'un des journalistes de mon équipe, un beau matin du mois d'avril 2019, m'alerte sur la publication de tweets étranges, limite insultants, à la suite de la publication sur les réseaux sociaux d'un papier qu'il avait écrit. C'était un article sur un mouvement social aux urgences[19], débutée au

---

18 https://www.liberation.fr/france/2020/05/01/a-pleins-tubes_1787052/

19 https://www.whatsupdoc-lemag.fr/article/greve-apres-lap-hp-le-chu-de-nantes-debraie

CHU de Nantes. Les urgentistes nantais prenaient exemple sur ceux de l'AP-HP qui avaient initié une grève en mars 2019. À la tête du mouvement parisien, un groupe de paramédicaux, le collectif Inter Urgences, allait obliger la ministre de la Santé de l'époque, Agnès Buzyn, à négocier à la fin de l'année 2019 un plan de rénovation des urgences. Julien, dans son papier, avait cité Sabrina Ali Ben Ali, une médecin qui s'était rendu célèbre en 2017 pour avoir dénoncé l'état de vétusté des services d'urgence dans une vidéo YouTube devenue virale et visionnée plus de 200 000 fois[20]. Mais Julien ne se doutait pas que Sabrina était l'une des bêtes noires de Wargon. Lequel allait nous occire sur Twitter, avant de retirer ses tweets, après que les principaux concernés, Sabrina la première, lui demande des comptes… Courageux mais pas téméraire, le Wargon.

Ne restait, de ses échanges salés poivrés, que les réponses des twittos qui s'insurgeaient contre ses crachats sémantiques. L'un d'entre eux, un proche de Sabrina, dévoila l'état civil du troll : Wargon, nous apprenait le twittos Arnaud Le Gall (du groupe parlementaire de La France insoumise), était lié par les liens du mariage à la macronie. Pour Le Gall, cela ne faisait pas un pli : Wargon attaquait Sabrina Ali Ben Ali car cette dernière avait eu l'outrecuidance de se présenter aux législatives dans

---

20 https://www.youtube.com/watch?v=WZwbeQccZdQ&t=11s

les rangs de Jean-Luc Mélenchon, et critiquait vertement et continument le gouvernement.

🐦 *« Et vous ? Vous parlez comme urgentiste ou comme conjoint d'@EmmWargon, parti de l'Aphp pour devenir lobbyste de Danone, et désormais secrétaire d'Etat... à l'Ecologie dans le gouvernement Macron ? »*

Mathias Wargon était immédiatement défendu par un médecin star de l'AP-HP, le Pr Lantieri, qui avait également pris la défense du Dr Barraud[21] :

🐦 *« Minable, @wargonm a une grande légitimité pour parler des urgences. Si vous n'êtes pas d'accord avec lui trouvez des arguments »*

Sabrina Ali Ben Ali *herself* se sentait obligée de rentrer dans la danse, interpellée par l'époux de la ministre. Ce dernier l'avait tout de même taxé de « petite bourgeoise » :

---

21 Cf. p. 35.

🐦 « Ensuite vous me dites que vous cite "qu'une bourgeoise n'a pas à parler pour les prolétaires". Ce qui me scandalise moi ,c'est votre vision de la cohésion de société dans laquelle les un peu plus aisés doivent donc laisser "les pauvres" à leur bataille… »

Cette première salve contre Sabrina Ali Ben Ali, tout de suite supprimée par Wargon, devait être suivie de bien d'autres, s'apparentant ainsi à du harcèlement. Le 4 septembre 2019, Wargon revenait à l'attaque, s'offusquant du fait que Sabrina Ali Ben Ali avait été invitée par Cnews pour causer de la crise des urgences. Pour lui, Sabrina n'avait aucune légitimité pour parler de ces services ; bien qu'elle ait dénoncé les dysfonctionnements des SAU quand elle était interne, et qu'elle est un acteur politique engagé donc légitimé par son engagement, elle devait fermer sa gueule pour le docteur Mathias Wargon, seul capable de prendre la parole sur un sujet aussi épineux, à ses yeux :

🐦 *« Tiens je viens de voir passer un truc sur les urgences avec @DrSabrinaaurora sur @CNEWS . Les libéraux, vous aimez pas quand on explique ce qui ne va pas chez vous, alors ça serait bien de ne pas faire la même chose. »*

Sabrina, dans sa réponse, relevait un certain acharnement de Wargon contre sa personne :

🐦 « *Écoutez, je ne sais pas ce qui me vaut tant d'animosité de votre part quand au fait que je sois invitée. En tt que prof, vous savez très bien que la crise des Urgences est le reflet d'un dysfonctionnement global* ».

Wargon lui répondait en l'accusant, es qualité de représentante du collectif Inter Urgences, d'instrumentaliser la crise des urgences pour faire de l'opposition politicienne à la politique gouvernementale.

🐦 *"Je pense qu'un des objectifs des dirigeant du collectif et de ses soutiens médecins (dont vous)est politique d'opposition au gouvernement, en récupérant le problème des urgences"*

La grande marotte de Wargon : pas touche au gouvernement ! Cet homme de (centre) gauche se transformait soudain en gardien du temple de la macronie, et tapait à bras raccourcis sur tous ceux qui prétendaient dénoncer la dureté des conditions de travail hospitalières. Sa cible privilégiée restant le Collectif Inter Urgences. Pas étonnant, du reste : Mathias Wargon, qui n'avait pas été élu par ses pairs au syndicat Samu Urgences de France, avait été placé par l'agence régionale de santé (ARS) Ile-de-France à la tête de l'Observatoire Régional des Soins Non Programmés d'Ile de France… en 2019. Il était pour ainsi dire le monsieur Loyal de l'organisation des urgences du ministère de la santé, ou tout du moins de l'ARS.

Se sentait-il pour mission, à la tête de cet observatoire, de taper sur tous ceux qui remettaient en cause la politique sanitaire du gouvernement ? C'est fort possible. En tous les cas, Wargon nous avait dans le collimateur, pour avoir osé citer Sabrina Ali Ben Ali, mais aussi pour relayer les revendications des différents collectifs d'hospitaliers, ou encore pour donner la parole à des syndicalistes de gauche, comme Christophe Prudhomme :

> *« je trouve que @WhatsUpDoc_mag cherche le buzz à mort en mettant le # polémique où quand même Prudhomme balançait quand même un tombereau de saloperies (bon c'est pas non plus comme si il l'avait pas déjà fait avant) ».*

Tout en se faisant le relais très docile de Martin Hirsch sur les réseaux sociaux, en gentil toutou urgentiste :

🐦 *« La réponse de @MartinHirsch sur l'interview très hard de Prudhomme dans @WhatsUpDoc_mag. »*

Nous avions en effet lancé une série d'interviews l'été, consacrée aux grandes gueules du landernau médical : Jérome Marty, Christophe Prudhomme, Gérald Kierzek… Prudhomme, dans l'entretien qu'il nous accordait, s'en était pris au directeur général de l'APHP, Martin Hirsch, et lui reprochait d'avoir laissé prospérer au sein de son CHU un climat anxiogène, où des harceleurs patentés avaient eu la peau de nombre de médecins… En 2015, le professeur Jean-Louis Mégnien s'était défenestré de son bureau au 7ᵉ étage de l'hôpital européen Georges Pompidou (HEGP), l'un des établissements de l'APHP. En 2019, un autre professeur, Christophe Barrat, se donnait la mort de la même manière au CHU Avicenne, lui aussi partie prenante de l'HEGP. Prudhomme accusait très clairement Martin Hirsch d'être responsable de ces morts…

Cela n'avait pas plu au patron de l'AP-HP, qui s'était fendu d'un droit de réponse, que Wargon, en faux provocateur et véritable opportuniste, s'était empressé de partager doctement…

Car c'est l'une des constantes de cet homme : occire les opposants au pouvoir en place, et plaire aux puissants du moment.

Sous ses airs d'anarchiste mal élevé, Wargon est un vrai toutou, fort avec les faibles, faible avec les forts.

Même sa défense des Padhue, ces praticiens étrangers (en majorité maghrébins) payés au lance-pierres par l'administration française, qui font tourner les hôpitaux en compagnie des internes pendant que Wargon et ses poteaux passent leur temps à insulter et réduire à néant leurs opposants sur Twitter, ne manque pas d'ambiguïté. S'il défend une juste rémunération pour ces praticiens étrangers, Wargon les encense aussi parce qu'ils sont facilement « embauchables » : il peut ainsi piocher dans cette main d'œuvre bon marché pour composer son service, sans dépendre des nominations de praticiens par le ministère de la Santé. Qui plus est, il fait faire à son hôpital des économies de taille, en ne recrutant que des Padhue, payés beaucoup moins cher que des praticiens hospitaliers estampillés made in France. On imagine sa direction lui faire les yeux de Chimène pour cette bonne gestion de père de famille…

En un seul tweet, Wargon avait bien résumé sa vision paternaliste, limite raciste, de ses bons petits médecins venus de l'étranger. Notez le distinguo entre le « ils » et le « on » :

🐦 « ils travaillent dans le service, des fois on triche pour les payer mieux (pas mon hopital, on fait tout bien), on les loge et eux aussi apprécient souvent de travailler avec nous (enfin j'espère). »

Patatras ! Un décret publié en juin 2020[22] remet à plat la procédure de recrutement des Padhue, pour les placer sur le même pied d'égalité que les autres praticiens, et faire en sorte qu'ils soient nommés dans les établissements par le ministère de la Santé, et non plus choisis à la discrétion de tel chef de service. Tintin au Congo, pardon, Mathias à Saint-Denis, n'était pas content du tout :

🐦 *« Les mecs qui ont rédigé le dernier decret des medecins etrangers et qui desormais les obligent a choisir leur poste dans une liste comme des internes et dont on sent que ca va pas forcément être pour les plus necessiteux comme d'habitude ».*

---

22 https://www.legifrance.gouv.fr/loda/id/JORFTEXT000041958915/

Bref, sous des airs de bienfaiteurs de l'humanité, Wargon profite, avec sa bonne conscience de crypto homme de gauche, de ce vivier de médecins corvéables à merci, pour faire tourner son service à peu de frais. Il veut bien que les Padhue soient mieux payés, mais surtout pas qu'ils aient les mêmes droits que n'importe quel autre praticien.

Revenons à nos moutons, ou plutôt à nos bisbilles entre médecins sur la toile. Après ces premiers échanges tendus avec Sabrina Ali Ben Ali, j'étais plus attentif aux commentaires de Wargon à l'endroit de nos publications. Pour m'apercevoir que le seigneur du service des urgences de Saint-Denis redoublait de critiques nous concernant, dès lors que nous présentions les revendications du Collectif Inter Urgences, lequel collectif allait faire plier la ministre de la Santé, comme dit plus haut, contrainte le 9 septembre 2019 de présenter un plan pour les urgences doté de 750 millions d'euros. Ces victoires du Collectif Inter Urgences ont eu le don d'agacer Wargon, tout urgentiste qu'il était.

Après avoir loupé sa carrière universitaire, s'être fait éjecter du centre hospitalier d'Avicenne, avoir été désavoué par ses pairs pour les représenter au sein de Samu urgences de France, après avoir perdu la main sur le recrutement de ces Padhue,

Wargon assistait béat à la victoire d'un collectif de paramédicaux, qui avait obtenu cent fois plus en quelques semaines pour les SAU (Service d'accès aux urgences), que ce qu'il n'avait jamais rêvé espérer obtenir... De quoi rendre amer, et jaloux. Sans prise sur le collectif Inter Urgences, Mathias avait donc décidé de se venger sur ce journal de jeunes médecins dont je dirigeais la rédaction, et qui relatait les victoires de l'Inter Urgences. Dès le 19 septembre 2019, alors que la ministre négociait le devenir des urgences avec le collectif éponyme, Mathias Wargon nous interpellait :

« Dis @WhatsUpDoc_mag on avait bien vu la dérive vers le buzz mais RT uniquement les réponses d'@InterUrg ca veut dire que vous faites partie du mouvement ? »

Wargon prend même des accents maccarthystes, pour faire la chasse au rouge qui auraient fait de l'entrisme à la fois chez *What's Up Doc*, mais aussi au sein du collectif Inter Urgences, comme il le laisse transparaitre dans un tweet du 19 novembre :

« Le virage révolutionnaire récent de @WhatsUpDoc_mag avec ses photos hyper provocantes (lol), ses pokes pour être

RT par des comptes de "rebelles" n'atteint pas tout à fait ses objectifs d'être l'Humanité de Jaurès ».

Entre deux sondages parodiques, Mathias le lourdingue poursuit sur la même lancée :

🐦 *« Ben avant je trouvais que @WhatsUpDoc_mag c'était un magazine plutôt marrant (je sais la cible c'est les "jeunes" médecins) mais je trouve que ça devient chiant son positionnement "révolutionnaire'. Et d'après mon sondage, ils devraient se remette à la lingerie. »*

Il est aidé dans son entreprise de harcèlement par le docteur Youri Jordanov, un médecin de l'hôpital Saint-Antoine, où est né le collectif Inter Urgences, proche de la direction de *What's Up Doc*, et qui n'avait pas supporté qu'une de nos journalistes fasse un papier ironique sur l'une de ces études aux données périmées[23]. En copie de chacun de ses tweets, Mathias taguait aussi son frérot Fluidloading, bien évidemment, dont les réponses ne sont plus disponibles, pour cause de suspension de compte, entre-temps... Intrigué par tant de haine,

---

23 Cf p. 47

j'adressai, courant septembre, un mail à Wargon, pour lui proposer d'exposer son opinion dans nos colonnes.

Je supputais que le chef de service aigri pétait une durite, par jalousie pour le collectif Inter Urgences qui occupait le terrain médiatique. Et c'est Jonathan, l'un de nos journalistes, qui se chargeait de faire l'entretien vidéo. De retour au bureau, Jonathan me confessait qu'il avait jugé le Wargon un peu hard. Le saigneur des urgences de saint-Denis, pendant l'interview, avait envoyé bouler un patient (un chibani, pauvre homme) avec une extrême violence. Nous publiions cet entretien et je pensais avoir la paix, enfin, après lui avoir tendu le micro. Et pendant quelques mois, le docteur Wargon nous lâchait la grappe. Il devait néanmoins connaître une rechute en février 2020, en découvrant une interview dans nos colonnes de Hugo Huon, porte-parole du collectif Inter Urgences. L'infirmier, dans l'entretien qu'il nous accordait, osait faire un distinguo entre les médecins de terrain et les médecins commentateurs le jour sur BFM et visiteurs la nuit avenue Duquesne. Se sentant visé, le docteur Wargon demandait des noms :

🐦 *« Je lis ça dans l'interview de Hugo Huon dans @WhatsUpDoc_mag . On aimerait savoir de qui il s'agit. Parce que les chefferies ailleurs dans les CHG et aussi parfois dans les CHU ce sont des médecins qui ont les mains dans le cambouis et qui connaissent l'hôpital depuis longtemps.* »

Il se faisait de nouveau grinçant le 14 février lorsque nous osions publier un papier sur le député Joachim Son Forget (pas gauchiste pour un sou), par ailleurs radiologue, qui avait osé relayer la vidéo de Benjamin Griveaux, où ce dernier montrait sa teub comme un trophée pour impressionner une soubrette. Sextape autant que *dick pic*, qui allait provoquer un véritable séisme dans la macronie. Sans y toucher (façon de parler), Mathias Sniper Wargon rappliquait et montrait les crocs. Il ne supportait pas, apparemment, que nous donnions la parole à un médecin, opposant politique de ses nouveaux amis d'extrême centre :

🐦 « *En fait à part que ce député est médecin, ça n'a aucun rapport avec votre ligne éditoriale @WhatsUpDoc_mag ? Si vous manquez de lecteur remettez la lingerie* »…

Un mois plus tard, le 12 mars 2020, Wargon nous reprochait de nouveau de mentionner dans nos tweets le collectif Inter urgences, ainsi que Sabrina Aurora. Le chien de garde de la macronie voulait de nouveau mordre. Deux mois plus tard,

Wargon se faisait ironique en constatant que nous consacrions un article sur le papier dithyrambique du *New York Times* à l'endroit du pouvoir marchiste, dont la prise en charge de l'épidémie, selon le quotidien étatsunien, était exemplaire :

« Tiens, @WhatsUpDoc_mag ne fait plus la révolution. Non ce qui est très drôle c'est que l'article n'est pas signé. Personne ne voulant visiblement endosser un positionnement pro gouvernemental. »

Après quelques mois d'accalmie, Wargon vint de nouveau nous titiller les mollets en novembre 2020. Car le collectif Inter Urgences et Sabrina Ali Ben Ali ne furent pas les seules cibles de Wargon.

En juillet 2020, un anesthésiste chti, Arnaud Chiche, s'énerve tout seul, en Corse, alors qu'il est en vacances. C'est qu'il vient de découvrir la teneur des accords dits du « Ségur de la santé ».

Initié en mai 2020, ces accords de revalorisation salariale des professionnels de santé répondent à une promesse du président Macron. En pleine première vague de Covid, fin mars, étreint par l'émotion, tout près d'un hôpital militaire à Metz, le président avait annoncé vouloir déverser des milliards sur l'hôpital public, pas loin de la banqueroute. Au final, les paramédicaux ont eu droit à une augmentation de salaire d'un peu moins de 200 euros nets, et les médecins hospitaliers ont hérité d'une refonte de leur grille salariale. L'effort financier global de ces accords est estimé à plus de 8 milliards d'euros.

Trop peu pour le docteur Chiche qui décide, au bord de sa piscine, de lancer une fronde des professionnels de santé, pour obliger le gouvernement à signer de nouveaux accords, dits Ségur 2.

Vaste programme ! Aussi grande gueule que généreux, Arnaud a donc pris la décision de fédérer l'ensemble des professions de santé pour lancer un ultime assaut contre la forteresse de l'avenue Duquesnes, le ministère de la santé. Ce qui ne devait pas plaire à Wargon, videur attitré des autorités sanitaires de ce pays. Entre le mois d'août 2020 et le mois de décembre de la même année, Mathias allait s'échiner à mettre des bâtons-tweets dans les roues du brave Arnaud Chiche.

Citations :

🐦 *« Oh tiens Nono dans ma TL. Alors Macron t'a appelé pour que tu lui dises ce qu'il fallait faire ou il a encore les jetons de ton coup d'etat ? »* ;

🐦 *« Et surtout on se demande pourquoi @sedatif a mis ca dans son communiqué d'hier. "Industriels malintentionnés", "le collectif veillera à ce que ve vaccin…". Mais surtout il est pas anti vaxx… juste mégalomane »* ;

🐦 *« Y a pas a dire Nono meme quand il fait un effort pour faire des propositions et pas trop parler de lui, y a un moment où il craque. On dirait une performance artistique. On oscille entre le complotisme (les industriels malintentionnés) et la mégalomanie (le collectif veillera…) »* ;

🐦 *« Si je demande son projet a @sedatif, c'est que je pense qu'il n'en a pas et qu'il trompe son monde a la recherche de gloriole. Ses reponses etant… ce qu'elles sont, c'est normal qu'on bascule dans le n'importe quoi »* ;

🐦 *« Plus largement, tu fais croire aux gens que tu as des solutions mais ce n'est pas yakafocon. Il faut de l'orga, des financements. Tu trompes les gens en leur faisant croire que demain on rase gratis. Mais c'est plus compliqué qu'une interview TV. Ca c'est a la portee de tous. »*

Le reste à l'encan. Arnaud, que j'avais interviewé à de multiples reprises, m'avait confié sa lassitude face aux attaques frontales de Wargon ; il avait envisagé de porter plainte, mais n'avait pas franchi le cap. La plainte aurait-elle prospéré auprès du conseil de l'Ordre ? Difficile à dire. Fin novembre 2021, en tous cas, Mathias Wargon était devenu le chouchou de Véran. Lors d'une rencontre syndicale d'urgentistes en visio-conférence, à la fin de l'année 2021, Véran, accablé par les doléances des médecins, n'a eu de cesse de prendre à témoins le « Dr Wargon », à qui il fit jouer le rôle du « jaune » de service...

LES IDIOTS UTILES

Si les deux affreux, Mathias et Damien, défendaient la doxa sanitaire du gouvernement à coup de harcèlements, insultes, et autres diatribes sur Twitter, ils soignaient leur respectabilité dans les médias « mainstream », tout en prenant bien soin de dévaloriser leurs adversaires via les mêmes canaux. Arnaud Chiche devait en faire l'amère expérience. Il m'avait prévenu quelques jours avant, tout fier, qu'un événement médiatique heureux allait se produire : *« Ne loupe pas l'édition du 13 novembre du* Monde *»*, m'avait-il confié, sans m'en dire plus. La correspondante du quotidien du soir — une expression qui a perdu de sa pertinence à l'heure d'Internet — devait brosser son portrait.

Mais, à peine le papier fut-il publié que je recevais d'Arnaud un message désespéré : *« Elle m'a pas loupé. »* Après l'éclaircie, la douche froide. Intitulé *« Arnaud Chiche, l'anesthésiste qui réveille le monde des soignants »*, ce portrait était psychologisant, voire psychiatrisant : *« Arnaud Chiche ne dort plus que trois heures par jour. Et ça se voit »*, constate par exemple la journaliste, laissant entendre que l'anesthésiste est au bout du rouleau. Surtout, elle donnait la parole, pour mieux le descendre, à son pire ennemi du moment, Mathias Wargon, qui passait son temps, courant novembre 2020, à le harceler sur Twitter : *« C'est un garçon assez sympathique, mais il est allumé,* tacle Mathias Wargon, médecin urgentiste, devenu adepte des prises de becs sur Twitter avec Arnaud Chiche. *Il se prend pour le messie, mais ça va se finir à l'hôpital. »* Comment enterrer un grand projet social en faisant planer des doutes sur la santé mentale de son initiateur tout en le diffamant... En l'espace de quelques lignes, la réputation d'Arnaud Chiche, et de son grand projet de renégociation des accords de Ségur, était enterré. Grâce à Mathias, devenu un bon client pour les médias qui, dès le printemps 2020, s'arrachaient les médecins pour commenter la pandémie de Covid 19.

C'est en avril 2020 que Mathias déboule dans les médias, à la faveur de la pandémie, via *Le Monde* qui tire son portrait (dithyrambique) en le présentant comme un provocateur — et non comme un harceleur, ce qu'il est vraiment. Puis en juillet et août de la même année, le couple Wargon se retrouve en Une de *Closer* et de *Paris Match*.

C'est qu'entre-temps, Emmanuelle, l'épouse de Mathias et fille de l'ancien ministre Lionel Stoléru, a été promue ministre déléguée au Logement. Si *Closer* fait le service minimum, *Paris Match* en revanche leur consacre une double page, façon couple royal, photo en sus : Mathias sur sa moto Triumph,

Mathias poussant le caddie au supermarché… Les zones d'ombre du chef des urgences sont élaguées : s'il n'a pas réussi à devenir professeur comme il l'avait espéré, c'est à cause de *« sa grande gueule »* selon le journaliste de *Paris Match*, et non parce qu'il n'avait pas le niveau… On ne dit rien non plus sur son passage catastrophique au CHU d'Avicenne, qu'il a dû quitter précipitamment… Et surtout, on le fait passer pour un provocateur, alors qu'il apparaît sur les réseaux sociaux avant tout comme un prédateur en quête de proies gauchistes à torturer… En septembre, c'est le quotidien *L'Opinion* qui ouvre ses colonnes au deux Wargon. On y apprend que, lors d'un déjeuner à l'Élysée, les convives l'ont félicité pour son activité sur Twitter : Le 22 juillet, les ministres et leurs conjoints respectifs étaient invités à dîner à l'Élysée par Emmanuel Macron, comme chaque année avant la trêve estivale. *« Pas mal de participants sont venus lui dire qu'ils le suivent sur Twitter et qu'ils adorent ce qu'il fait »*, raconte Emmanuelle Wargon, qui se dit *« heureuse de sa réussite »*.

Voilà donc le cyber-harceleur validé par l'Élysée… On comprend mieux pourquoi le docteur Wargon se sent tout permis sur les réseaux sociaux… S'ensuivent, es qualités de médecin et de mari de la ministre, des invitations sur tous les plateaux télés, les radios, et sur tous les sujets ayant trait à la santé : Ségur de la santé, confinement, vaccinations, etc. Il est très rarement rappelé sur les plateaux TV que Wargon est l'époux d'un membre du gouvernement de Jean Castex : pour un esprit libre comme se prévaut Mathias, ça la fout mal de trainer un tel conflit d'intérêt. Et ça se voit qu'il est en service commandé : singeant l'insolence et l'indépendance d'esprit, Wargon adopte et défend toutes les vues du gouvernement, tant sur l'organisation du système de santé, que sur le plan de lutte contre la Covid. Ainsi, pour l'urgentiste, déverser des millions d'euros sur l'hôpital public n'est pas la solution, il faut avant tout réorganiser l'hôpital[24] comme se plait à le répéter les ministres de la santé de Macron, d'Agnès Buzyn à Olivier Véran. Ou encore : seul le confinement fonctionne contre l'épidémie de Covid[25]. Enfin : il faut vacciner les soignants obligatoirement[26], et *« ceux qui ne voudront pas partiront »*. Un vrai VRP de Véran. Il est aussi capable de changer d'avis comme de blouse blanche pour se mettre en accord avec les derniers oukases de Macron, Véran & cie.

Ainsi, alors qu'il prônait le confinement au début de l'épidémie au printemps 2020, il ne sait plus quoi penser en janvier 2021 quand le gouvernement rechigne à reconfiner de nouveau,

---

24 https://www.challenges.fr/france/la-bureaucratie-vraie-maladie-de-l-hopital_716419

25 https://www.francetvinfo.fr/sante/maladie/coronavirus/confinement/medicament-cest-le-confinement-qui-marche-mathias-wargon-demande-plus-de-responsabilite-politique_4315481.html

26 https://www.dailymotion.com/video/x82j66f

malgré l'avis de la communauté médicale. Alors Wargon, pris dans un conflit de loyauté, coincé entre son opportunisme gras du bide et sa fidélité à son posse médical, tortille du cul quand Apolline de Malherbe, sur BFM, lui demande s'il fallait reconfiner dès le mois de février 2021[27], contrairement à ce qu'a décidé le gouvernement : *« J'en sais rien moi, j'ai entendu de tout, certains disaient qu'en mars ça allait flamber, d'autres disaient c'est bon ça descend, franchement c'est difficile, moi je suis médecin, je vais vous dire d'arrêter de boire et de fumer, c'est pas pour ça que je vais arrêter de boire ou de fumer… donc on est dans une société où y a plusieurs tendances qui s'expriment. »* N'importe quoi. Il raconte n'importe quoi, pour ménager la chèvre (Véran) et le chou (les médecins).

Il est un peu plus cash quand il s'agit de taper sur de jeunes médecins qui n'ont pas l'assentiment du pouvoir en place, comme Sabrina Ali Ben Ali, ou encore Arnaud Chiche… Et pas un journaliste pour le mettre face à ces agissements sur Twitter.... À croire qu'il existe une connivence entre ces médias et les #nofakemed harceleurs. Volontairement ou pas, ces journalistes passent pour les idiots utiles des harceleurs #nofakemed sur les réseaux sociaux.

---

27 https://rmc.bfmtv.com/mediaplayer/video/mathias-wargon-chef-des-urgences-de-l-hopital-delafontaine-a-saint-denis-cela-aurait-ete-mieux-de-confiner-ou-avoir-un-confinement-plus-dur-je-suis-inquiet-1324337.html

Car Mathias Wargon n'est pas le seul à bénéficier d'un traitement de faveur dans la presse mainstream. Barraud apparaît aussi comme le chevalier Bayard de la réanimation, dans le quotidien *Libération*. Dans l'édition du 24 avril 2020, Barraud est ainsi décrit par le journaliste, Quentin Girard, qui tire son portrait : *« Ce réanimateur à l'hôpital de Metz-Thionville, en première ligne contre le Covid dans le Grand Est, est devenu l'un des symboles des anti-raoult. »* On le décrit comme un homme de courage : *« Donner une interview critique contre le messie phocéen à la Marseillaise, c'est un peu comme se pointer au milieu de la pelouse du Vélodrome et dire que les joueurs de l'OM sont nuls »*.

Le journaliste entretient la confusion sur les raisons pour lesquelles l'IHU a menacé de porter plainte. Ce n'est, faut-il le rappeler, non pas pour ses propos critiques à visage découvert contre la thérapie du professeur Raoult que Barraud a été menacé de poursuites par l'IHU, mais bel et bien pour ses publications sur son compte Twitter, où le réa messin se livrait à une critique violente, parodique, diffamatoire de Raoult, et ce de manière anonyme, en toute lâcheté.

Ce n'est qu'après avoir été « outé » par l'IHU que Barraud a dû, une fois démasqué, assumer ses propos outranciers contre tous ceux qui ne pensent pas comme lui. Interviewé, le Barraud de la vie civile est tout l'opposé de son double sur les réseaux sociaux. Il joue au jeune communiant, lui qui passe son temps à humilier ses adversaires sur les réseaux sociaux : « *Je ne suis en guerre contre personne, pourtant. Je n'ai rien contre Raoult ou la chloroquine* », déclare, faussement ingénu, celui qui s'est juré de mettre en prison le professeur Raoult. Exemple d'un tweet publié le 30 mars, au sujet du professeur Raoult :

🐦 « En fait ca n'est pas en prison que ca va se finir... C'est dans un CHS avec une hospit sous contrainte et une grande chemise avec de très longues manches. »

Le 30 mars 2021, toujours au sujet de Raoult :

🐦 « Nous sommes le 30 mars 2021. Le charlatan fraudeur criminel ne semble pas apprécier que d'autres soient allés lui mettre le nez dans son caca. Mais on va continuer, tkt Jusqu'à ce que tu sois en taule ».

Le 19 avril :

🐦 « Sarkozy a été condamné. Et Raoult finira en taule. Et je sortirai le popcorn pour la condamnation de ce charlatan ». Etc., etc.

Encore une fois, nous ne jugeons pas de la licité des méthodes du professeur Raoult ; mais uniquement de la duplicité du docteur Barraud. Choupinet dans *Libération*, Terminator sur Twitter, tel est Barraud. Quand il ne se fait pas pédagogique dans la presse quotidienne régionale, comme dans cette fameuse interview donnée à *La Marseillaise* en 2020, et qui l'avait rendu célèbre : *« Si nous étions sur la même ligne dans mon équipe, il y a eu dans mon hôpital certains collègues de services conventionnels qui voulaient prescrire de l'hydroxychloroquine, ce qui a créé beaucoup de palabres et de discussions. Il y a eu également des conséquences pour nos rapports aux malades et aux familles, qui nous ont demandé parfois de manière très véhémente de prescrire de l'hydroxychloroquine, en nous menaçant de procès si nous ne le faisons pas. Entre le stress et la pression, cette polémique a généré une ambiance pesante, dont nous nous serions bien passés tant le climat était déjà difficile. Enfin, cela entrave la bonne marche de la recherche, certains patients refusant de recevoir d'autres traitements. »*

Donneur de leçon, Barraud conseille même aux médias d'assumer leur mission éducative ; toute sorte de choses qu'il ne fait pas, bien évidemment, sur Twitter, préférant l'insulte et l'anathème à la vulgarisation scientifique : *« Il faudrait que les médias soient dans un mouvement éducatif, afin d'élever les gens, leur apprendre à critiquer, prendre du recul, pour ne pas tomber dans la première croyance. Des journalistes ne jouent pas ce rôle en la matière. »*

Force est de constater que pas un des journalistes qui l'ont interviewé ne l'ont mis face à ses tweets orduriers, puisque pratiquement aucun (à part une journaliste marseillaise, qui se fera insulter par Barraud) n'ira relever ces aphorismes ignobles, après qu'il a donné de grandes leçons de professionnalisme à la terre entière.

Si Barraud est en cours dans la presse mainstream, c'est aussi parce qu'il a été « parrainé ». Par un médecin généraliste retraité, romancier à ses heures perdues, et journaliste le week-end pour *Libération* : j'ai nommé Christian Lehmann, membre éminent de l'association #Nofakemed. *« Le 15 mars vous avez envoyé un mail à* Libération *pour les informer de la pandémie du Covid »*, a rappelé la journaliste Nadia Daam à ce monument d'égotisme qu'est Christian Lehmann, lors d'un entretien sur France Inter le 24 mai dernier[28]. Lehmann avait en effet proposé gentiment aux gars de *Libé* de tenir la chronique d'un médecin (retraité) par (sale) temps de Covid, dans les pages du quotidien. Ce à quoi *Libé* répondit par la positive. Une fois par semaine, donc, le médecin retraité allait nous conduire dans les méandres de la prise en charge de la Covid. On saisit bien l'intention qui l'anime : lui, médecin, allait pouvoir écrire le réel de la pandémie, *a contrario* de tous ces gogos médiatiques enivrés par les coups de menton et les jugements définitifs de Raoultix.

J'imagine le Lehmann, dans le secret de son cabinet transformé en bureau d'écrivain pour cause d'inactivité,

---

28 https://www.franceinter.fr/emissions/l-instant-m/l-instant-m-24-mai-2021

fomenter son coup d'État médiatique. Car le médecin de Poissy, homme de gauche mondain et vrai petit bourgeois parisien, n'allait pas se priver de donner la parole à ses poteaux NoFakemed, au cours de ses chroniques covidiennes. Lehmann faisait lui aussi partie du CAMP DU BIEN. Victorieux des MÉCHANTS HOMÉOPATHES, il avait lui aussi eu droit à son quart d'heure de gloire, comme ses copains de tranchée, dont le soldat Barraud, qu'il comptait bien mettre à l'honneur dans les colonnes du quotidien de gôche. Ce fut chose faite dès l'édition du 21 octobre 2020 de Libé', soit un mois avant la suspension du compte de Barraud sur Twitter. Intitulé *« La réanimation pour les nuls »*, la chronique du jour du médecin/écrivain/journaliste se divisait en deux parties : la première était une diatribe contre la députée et psychiatre Martine Wonner, le professeur Christian Perronne et, bien sûr, le professeur Didier Raoult, tous accusés de parler de spécialités — en l'occurrence la réanimation — qu'ils ne connaissaient pas. Des cuistres dangereux, en somme.

La deuxième partie était une ode, un panégyrique à Damien Barraud, notre petit réa de province, qui ne bénéficiait pas de la même surface sociale que les trois médecins susnommés, mais qui, lui, avait les mains dans le cambouis. Voilà pour le manichéisme. Lehmann alla jusqu'à tendre le micro à Barraud, qui put balancer ses élucubrations, sans que le journaliste/médecin/écrivain ne lui porte la contradiction. Du grand journalisme de révérence...

Barraud, sous la plume de son poteau, posait ainsi en Lamartine de la réanimation : *« J'ai absolument détesté le Covid »*, commence le double de Fluidloading, dans le papier farces et attrapes de Lehmann. Amusant de constater qu'en cet automne d'accalmie *covidienne*, le docteur Barraud employait le passé, comme si la pandémie était derrière lui. Au moins, le professeur Raoult n'était pas le seul à penser que de deuxième vague, jamais il n'y en aurait. Passé les effets de manche, et les tours de force littéraires, restait l'impression d'ensemble, celle d'un juste parmi les justes. Un héros de la médecine, en lutte contre les bonimenteurs de tous poils. On ne sait ce qui relève de l'autoportrait lehmanien, ou du culte de la personnalité de Barraud.

Extraits : *« Après tout, c'est moi le héros en blouse blanche d'un jour de Libé... J'ai vu à peu près tout ce qui peut se voir dans une réanimation lourde... Sûr de mes forces, lucide sur mes limites, je sais faire les gestes, j'ai vécu au moins une fois toutes les situations possibles »*, etc. Faut-il commenter également l'exagération tragique à outrance ? *« c'est la guerre... Nous autres soignants des réanimations avons vécu l'histoire... C'était un tsunami de 30 mètres de haut qui emporte tout... »*

Faut-il n'avoir jamais vécu de guerre, justement, pour écrire de pareilles conneries ? Quel témoignage aurait délivré le docteur Barraud s'il avait vécu la bataille d'Alep, entre 2012 et 2016, avec les moyens de bord des médecins syriens ?

J'avais eu l'occasion de discuter de la prise en charge hospitalière des malades du Covid avec le président des internes de l'Est, Lucas Gauer. Car en première ligne, dans les unités Covid, ce ne sont pas les réas et autres PH qui s'attèlent à la tâche, mais bien les internes et les infirmiers. Lucas m'avait décrit, en des termes peu amènes, le peu d'intérêt clinique de cette prise en charge. *« C'est pas passionnant les malades du Covid… On les met sur le ventre et on les retourne de temps à autre… »*

J'avais cité ses propos dans un de mes papiers durant ce printemps bizarre de l'année 2020, ce qui avait eu le don de le mettre dans une colère noire. Pour la communauté médicale, il n'était pas question de dévoiler la banalité de la tragédie du Covid. Si les décès se comptaient par centaines, malheureusement les soignants étaient quasi impuissants, et presque inutiles, auprès de ces malades… Ils s'ennuyaient ferme… Le romantisme de pacotille de Barraud n'en était que plus indigeste…

Une autre médecin parmi mes contacts, Isabelle, avait, elle aussi, été affectée en unité Covid. Elle aussi m'avait décrit le profond ennui qui régnait dans les unités Covid. À tel point, m'avait-elle expliqué, que lorsqu'un patient venait se faire soigner pour une simple fracture, les médecins se ruaient sur lui, pour espérer sortir de cette monotonie covidienne. Les élans lyriques de Barraud dans *Libération*, relayées par le complaisant Lehmann, n'avaient d'autre objectif que de ripoliner le méchant Fluidloading qui sévissait sur Twitter. Ou de lui fournir des excuses : s'il est aussi virulent sur les réseaux sociaux, c'est parce qu'il vit l'enfer dans son service de réa. Dans sa tranchée hospitalière... N'impornawak !

Cette réhabilitation par le docteur Lehmann du méchant Fluidloading, dans un papier qui puait la communication, n'était ni plus ni moins qu'un nouvel ersatz de la stratégie adoptée par les #nofakemed pour arriver à leurs fins : casser des jambes sur Twitter et cultiver leur image de jeunes héros dans la presse mainstream, grâce à leur relais bien positionnés. Mais ici et là, malgré le ton angélique de ce papier, on percevait la haine pointer son nez. Barraud et Lehmann laissaient échapper leur fiel : Lehmann qualifiait Raoult de *« microbiologiste affabulateur éventé »*, tandis que Barraud, selon les propos rapportés par Lehmann, décrivait ainsi le professeur Raoult : *« un vieux professeur n'ayant plus toutes ses facultés »*. En matière de diffamation, difficile de faire mieux.

Détail intéressant : Barraud, toujours selon les propos rapportés par son mentor Lehmann, reprochait à Raoult d'avoir accusé les hospitaliers d'avoir fait du « chiffre » avec la Covid : *« Il paraîtrait que l'on code "Covid 19" de manière excessive et que l'on garde trop les patients. Pour gagner de l'argent, un magot caché probablement. »*

Quelques mois plus tard, rancunier, sur le mode « c'est toi qui l'a dit, c'est toi qui l'est », Lehmann publiait une « enquête » dans *Libération* sur les soi-disant tours de passe-passe financiers de l'IHU, qui codait en « hôpital de jour », des actes qu'il aurait fallu considérer comme des consultations médicales, pour faire de la plus-value (nous y reviendrons).

FLAYSAKIER M'A SAQUÉ

Cette stratégie à la Janus — respectabilité médiatique et putasserie sur les RS — devait s'avérer payante, auprès de mes employeurs tout du moins. Je fus officiellement viré le 3 décembre. La lettre de licenciement que je recevais, avec mon solde de tout compte, mentionnait une faute grave, sans que cette faute soit clairement définie. Les jeunes médecins patrons semblaient me reprocher le harcèlement dont j'avais été victime sur Internet (sic). Je me retrouvais peu ou prou dans la position d'une femme violée, que l'on rend responsable de son viol, pour la simple et bonne raison qu'elle portait une jupe au moment de son agression, et qu'elle aurait ainsi provoqué l'instinct prédateur de ses agresseurs...

C'est un journaliste/médecin médiatique qui devait les convaincre de me virer, pour satisfaire les envies de vengeance des #nofakemed, après le crime de lèse-majesté que constituait mon article sur l'éviction de Barraud de Twitter. (Feu) Jean-Daniel Flaysakier est celui qui devait avoir ma peau comme me le confirmait de manière extrêmement allusive Barraud, entre deux insultes sur Twitter, le 3 mai 2021 :

🐦 *« Je n'ai ni été viré, ni brigué la fonction de PUPH Par contre moi je sais qui t'a dégagé de @WhatsUpDoc_mag »*

Je lui réponds :

🐦 *« Ah bon c qui ? »*

Et lui de me balancer :

🐦 *« C'est écrit dans ton interview au torchon désinformateur QAnon nommé France Soir. Alice au pays du chômeur ».*

Barraud faisait référence à un article que m'avait consacré le quotidien *France Soir* à la fin de l'année 2020. Dans ce papelard, le journaliste notait : *« D'après nos sources, l'ex-employeur de Jean-Bernard Gervais a subi des pressions, en particulier de l'ancien journaliste Jean-Daniel Flaysakier, très proche de Martin Hirsch, Mathias Wargon et Damien Barraud. » France Soir* oubliait de dire que ce même journaliste retraité, qui avait fait la pluie et le beau temps sur Antenne 2 en matière d'informations médicales pendant 33 ans, était aussi un proche de Matthieu, mon patron, lequel adulait les gloires déchues de la télé. Flaysakier en était, tout comme Jérome Bonaldi, le vulgarisateur scientifique de Canal+, du temps où la chaîne cryptée était encore animée par cet « esprit canal » loufoque, branché, et bienveillant.

Matthieu, tel un fan transi, avait contacté Flaysakier courant 2019, pour lui proposer une collaboration dans WUD. Il m'avait confié vouloir le nommer rédacteur en chef de *What's up Doc*, ce qui lui aurait permis d'éjecter au passage Alice, avec qui il entretenait des rapports conflictuels tout autant que fraternels… Ah, les médecins… Bien qu'il ait été retraité, Flaysakier avait décliné la propal de Matthieu. Mais il avait accepté de se faire interviewer par nos soins, dans le cadre de notre rubrique La Consult', une pastille vidéo complaisante et acidulée. Le Tourangeau s'était déplacé jusqu'à la capitale pour se faire enregistrer.

Matthieu était anxieux. Il nous avait appelés, la veille pour nous demander comment nous allions nous y prendre ; il nous donnait l'impression de miser l'avenir de sa boîte sur la réussite de cette interview. Alors qu'il ne s'agissait guère que d'interroger un journaliste/médecin retraité, un *has been* que tout le monde avait oublié, sauf Matthieu.

Flaysakier, *a contrario*, était particulièrement décontracté en ce printemps de l'année 2019. Grassouillet, rondelard, nœud pap' qui l'étranglait comme un goret, Flaysakier avait gentiment répondu à nos questions et en off, en avait profité pour vider son sac. Je me souviens qu'il avait notamment craché son fiel sur l'ancien spécialiste santé de l'AFP, Coste, en l'accusant d'être vendu à l'industrie pharmaceutique. C'est que sous ses airs bonhommes de charcutier de province, l'homme était féroce. À la suite de notre interview, il avait adressé un mail à Jonathan, le journaliste qui l'avait interrogé, pour se plaindre du montage de la vidéo, qui lui semblait peu conforme avec ce qu'il avait énoncé, le Grand Homme. Le courriel de Flaysakier était à la fois comminatoire et expéditif : le présentateur retraité ne prenait pas de gants.

J'entendis de nouveau parler de Flaysakier, au printemps 2020, lorsque l'on me reprocha d'avoir choisi un portrait d'Harpagon avec un nez trop gros et trop sémite pour être honnête. Flaysakier devait réagir en m'adressant un message insultant sur Twitter : « vous allez l'enlever cette merde ? », en désignant non pas votre humble serviteur — même si plus tard il devait utiliser une blague scatophile, un « garçon étronnant », pour me décrire — mais le dessin d'illustration.

Jonathan devait m'apprendre, plus tard, après mon départ de la rédaction de WUD, que Flaysakier était juif. D'où sa sensibilité quasi paranoïaque à la forme des « zen », en déduisais-je. D'où, également, ce complexe de persécution, qui l'avait amené à penser que mon appel à témoignage lancé sur Twitter pour écrire une enquête sur le harcèlement maladif de Barraud participait de la délation, m'avait confié Jonathan. Traumatisé, le gros Flaysakier avait dû confondre, un week-end durant, Fluidloading avec Anne Frank... Affolé, il ne s'était pas contenté d'appeler mes patrons pour demander mon renvoi, mais avait aussi bigophoné Jonathan pour lui demander : « *Mais pourquoi tant de haine ? Pourquoi veut-on faire la peau de Barraud, lui qui défend si bien les médecins intègres ?* » Jonathan eut beau lui expliquer que ce n'était pas tant le sur fond de son combat que sur la forme — insultes, harcèlements... — que Barraud était critiquable, Flaysakier n'en démordait pas : pour avoir fait un article sur la suspension de Fluidloading, je méritais ni plus ni moins la chaise électrique, après un nouveau procès de Nuremberg en bonne et due forme, faut pas pousser. Bref, le casimir médical vieillissant avait eu ma peau et il n'en était pas peu fier.

Mes patrons m'avaient donc sacrifié pour plaire au chroniqueur médical à la retraite. Mais pas que. J'avais aussi, quelques mois, auparavant, conduit une fronde pour le paiement des salaires de trois employés (dont j'étais), que Matthieu rechignait à nous verser. Comme par hasard, trois basanés. Depuis, Matthieu attendait le moment propice pour me dézinguer.

ALICE AU PAYS DES MERVEILLES (DE GILEAD)

Peu de médias s'intéressèrent à mon sort. Une fois dégagé de *What's up Doc*, je ne fus pas défendu par les représentants de la profession, pas plus que par les médias de gôche, contrairement à Barraud et Wargon. Il est vrai que j'étais en délicatesse avec le Syndicat national des journalistes, dont j'avais été l'un des membres dirigeants jusqu'en 2012, et que j'avais renvoyé promener, depuis. En 2012, avec quelques aventuriers, nous avions failli acter de la scission du premier syndicat de journalistes en France. Je n'en étais pas peu fier. Les dirigeants du SNJ ne l'avaient pas oublié, et avaient la dent dure ; Julien, un journaliste de *what's up Doc* dont il avait fallu se séparer, me le rappelait par mail, suite à un différend que j'eus avec lui en juin 2020 : *« J'ai eu au téléphone des personnes du Syndicat des journalistes au téléphone (SNJ). Tu leur as laissé un souvenir impérissable… Je sais donc mieux à qui j'ai affaire »*. Soutenu par le SNJ, Julien put trouver un accord avec mes patrons afin de négocier un départ en douceur, une petite enveloppe à la clé. Ce ne fut pas mon cas… Je n'eus droit à aucune indemnité, malgré l'absence de faute avérée…

Non, il n'y eut guère que le quotidien en ligne *France Soir*, conspué par tout ce que compte la bien-pensance, de droite et surtout de gauche, pour m'accorder un article. Outre un rapide rappel des faits, comme dit plus haut, *France Soir* s'attarda également sur le profil de mes patrons, qui venaient de me balancer aux ordures. Le quotidien révéla ainsi que ces jeunes médecins, qui ambitionnaient de révolutionner l'information et la communication médicale, étaient perclus de conflits d'intérêts.

Alice, la psychiatre et rédactrice en chef, était certainement celle dont les liens d'intérêts posaient le plus de souci éthique, en pleine pandémie de Covid. En tout et pour tout, la base de données Euros For Docs, citée par *France soir*, établissait que le montant des rémunérations, conventions et avantages qu'elle avait tirés de l'industrie pharmaceutique s'élevait à 43 052 euros. Si jeune et si pourrie. Les deux tiers de ces sommes, soit 32 007 euros, avaient été payées par un seul et même laboratoire : Gilead. Or, ce laboratoire était au centre d'une polémique en 2020. Il avait proposé, pour le traitement de la Covid, son médicament antiviral Remdesivir®, défendu précocement entre autres par le professeur Karine Lacombe[29]. Ce traitement avait été acheté par l'Europe pour plus de

---

29 https://www.allodocteurs.fr/se-soigner-medicaments-remdesivir-un-traitement-efficace-contre-le-coronavirus-29215.html

63 millions d'euros, alors même qu'une étude de l'OMS avait conclu à son inefficacité contre la Covid, peu de temps auparavant.

Non contente de percevoir des sommes importantes de ce laboratoire, Alice avait aussi programmé, pour le magazine *What's up Doc*, une interview sur trois pages du professeur Lacombe. C'était un journaliste très proche d'elle qui avait réalisé cette interview honteuse[30]. Car, liée comme elle l'était à Gilead, elle aurait pu s'abstenir d'accorder pareille tribune à Lacombe, professeur controversé, du fait de ses liens d'intérêt avec le même laboratoire…

Dans le genre Liaisons (pharmaceutiques) dangereuses, Alice devait récidiver plusieurs mois après mon départ. C'est la lettre d'informations confidentielles *La Lettre A* qui devait révéler le pot aux roses[31]. Toute honte bue, la société de communication, Planetemed, qui édite le journal *What's up Doc*, avait entamé, dès 2020 des négociations avec… Philip Morris.

Le géant du tabac américain tentait par tous les moyens de promouvoir auprès de la communauté soignante son dernier

---

30 https://www.whatsupdoc-lemag.fr/article/karine-lacombe-une-infectiologue-sous-les-projecteurs

31 https://www.lalettrea.fr/action-publique_lobbying/2021/04/22/le-lobbying-fumeux-de-philip-morris-avec-une-docteure-en-tabacologie,109659901-eve

produit phare, la cigarette IQOS, basée sur la technologie du tabac chauffé, moins nocif que le tabac consumé, selon le cigarettier. Pour Philip Morris, ce produit n'était ni plus ni moins que révolutionnaire, et allait se substituer à la cigarette électronique, en vue de l'arrêt du tabac. Pour la société française de tabacologie (SFT), c'était un leurre, dangereux, le faux nez d'un empoisonneur public (Philip Morris) qui tentait de se refaire une virginité avec un produit qui restait pour le moins sujet à caution. Il se trouve qu'Alice était à la fois vice-présidente de la société française de tabacologie, et directrice éditoriale de l'agence Planetemed. D'un côté elle négociait (ou plutôt laissait ses associés négocier) en tant que communicante, avec Philip Morris, et de l'autre, elle conspuait le cigarettier, es qualité de vice-présidente de la société française de tabacologie. Tartuffe version 2.0. Résultat de l'opération : courant 2021, *What's up Doc* publiait un podcast sur la cigarette IQOS, qui laissait pantelant son auditeur. L'auteur du podcast, le Dr Matthieu Durand, tortillait du cul pour dire si, oui ou non, la cigarette miracle de Philip Morris était nocive, ou pas. C'est que, comme le révélait *La Lettre A*, le même Matthieu négociait pour plusieurs milliers d'euros la couverture média du produit de Philip Morris, à coup de suppléments rédactionnels, vidéos et… podcasts.

Voilà donc qui étaient les jeunes médecins qui souhaitaient faire souffler un vent de fraicheur sur l'information et la communication médicale…

KIERZEK DANS LE COLLIMATEUR

Quoi qu'il en soit, revigorés par mon licenciement, Barraud et con-sorts allaient redoubler de haine sur les réseaux sociaux. Je découvris que, non content d'être taxé de xénophobe et machiste sur Twitter, Barraud maniait avec excellence le mépris de classe. S'adressant à @Stalec, un twittos qui fut un temps pro-Raoult avant de retourner sa veste, Barraud tenta de le rabaisser, en « salissant » son statut social :

🐦 *« Alors MR Stalec veut me faire verser une petite larme. Pour pas aller au tribunal. C'est sur, 243 euros de salaire, c mieux que son salaire de balayeur mais c pas top qd même ».*

Quand on lui fit remarquer que la discrimination de classe, c'est pas très beau, quand même, Barraud trouva toujours la bonne excuse :

🐦 « *Alors oui, j'assume. Quand un desinformateur me harcele pendant des mois pour le compte de l'IHU, en me traitant d'"assassin", de "psychopathe qui euthanasie les vieux au rivotril", je sors le bazooka et cherche a blesser. Ouais. Autre chose ?* »

Mais les excuses de Barraud n'ont pas eu l'air de satisfaire Twitter France. Après avoir suspendu son premier compte Fuidloading, Twitter France allait de nouveau suspendre son deuxième compte, Quackfighter, puis son troisième compte, reloadfluid, pour les mêmes raisons : harcèlement en ligne. De fermeture de compte en fermeture de compte, Barrraud perdait des followers : de 17 000 fans avec son premier compte, il passait à 9000 followers avec son troisième compte Reloadfluid, puis 6500 avec son actuel compte DamienBarraud. À la fin de son existence virtuelle, son compte devait remonter à 9000 followers.

Ces suspensions de compte successives ne l'ont pas empêché de poursuivre son harcèlement ciblé contre tous ceux qui contrevenaient à sa doxa.

Le docteur Gerald Kierzek dut en faire les frais. Urgentiste à l'Hôtel-Dieu (Paris) et chroniqueur santé sur TF1, le docteur Kierzek n'est pas un contempteur de Didier Raoult, même s'il lui arrive de partager son point de vue, de temps à autre.

Surtout, Kierzek s'était inscrit en faux vis-à-vis des #Nofakemed, quant au déremboursement de l'homéopathie. L'urgentiste défendait l'homéopathie, et c'est son droit le plus absolu. Quant à la gestion de la pandémie en France, Kierzek a très tôt adopté un point de vue très critique, sur de nombreux aspects : sur l'utilité du confinement, sur la campagne de vaccination, sur la gravité de la pandémie... Et c'est son droit. Mais le simple fait d'interroger et de critiquer la politique de santé allait lui attirer les foudres de Barraud, première gâchette des nofakemed. Là, Barraud ne pourra pas avancer l'excuse de provocation, comme disent les avocats, pour justifier des attaques innommables qu'il a lancées contre le docteur Kierzek ; car jamais le médecin vedette de TF1 n'a adressé de tweets au réanimateur messin, préférant prendre de la hauteur, et ignorer les gargouillis monstrueux de Barraud barbotant dans son marécage sémantique.

Car les tweets de Barraud à l'encontre de Kierzek ne sont rien de moins, encore une fois, que de la diffamation pure et simple, cristalline. Le réa psychopathe n'allait pas s'attaquer uniquement aux prises de position de l'urgentiste parisien, mais aussi à son supposé statut social. Car autant Barraud déteste les pauvres, autant il exècre les riches. Ou il les jalouse, c'est selon. Barraud n'a pas hésité à trainer Kierzek dans la boue, en l'accusant de vénalité. Parodiant Kierzek, voilà ce qu'écrit Barraud :

🐦 « "Je donnerai mes soins à l'indigent et à quiconque me les demandera. Mais seulement après avoir refait mon brushing en coulisse et planqué ma Rolex. On ne sait jamais avec ces salauds de pauvres" » Barraud n'est pas le seul à pilonner Kierzek ; Wargon l'a précédé et l'a canardé comme en 14. Comme souvent, les harceleurs font la paire.

Dès 2019, Wargon a accusé Kierzek de ne pas connaître les urgences, alors qu'il y travaille. Et puis, Kierzek a ce défaut aux yeux de Wargon : il soutient le collectif Inter Urgences.

🐦 « Ici kierzek, chroniqueur santé de @LCI s'exprime comme urgentiste soutenant @InterUrg. C'est exactement ce que je disais hier sur le premier degré de l'information car ça n'est pas rappelé et il parle des urgences comme s'il parlait du dernier traitement de l'angine. »

Jusqu'au 3 juin 2021, au moins, Wargon ne lâchera pas d'une semelle Kierzek, en le faisant passer pour un imposteur :

🐦 « Kierzek et Prudhomme qui représentent les urgentistes. Y en a un qui travaille dans un service fermé et l'autre qui a *pas vu un service d'urgence depuis le siecle dernier. @Qofficiel »*

LA CHASSE AUX ISLAMO-GAUCHISTES EST OUVERTE

Le 26 novembre 2020, Mathias Wargon avait dû, contraint et forcé, désactiver son compte Twitter, pour ne pas avoir à subir une shitstorm historique. En cause : un de ses tweets, qui ironisait sur le passage à tabac du producteur de musique Michel Zecler par des policiers, dans le 17e arrondissement parisien. Un fait divers qui avait suscité l'indignation nationale. Pas pour Wargon, en tout cas, qui s'amusait à taxer les policiers tabasseurs de gauchistes pratiquant l'entrisme chez les kisdés. Selon le raisonnement très second degré de Wargon, les flics auraient volontairement frappé un noir sous l'œil des caméras de surveillance, afin de dézinguer la loi sur la sécurité globale, en cours de discussion au Parlement. Voilà la blague très « second degré » de Wargon, laquelle avait soulevé une vague de vomis sur Twitter.

🐦 *« Je me demande si ces policiers sont pas des sous-marins d'extreme gauche en fait. Parce que se faire filmer comme ça au moment où la loi sur la diffusion d'images de policiers est au parlement, c'est pas possible que ce soit fait exprès. Si ? »*

Cette blagounette dégueulasse traduit bien cette obsession de Wargon, à savoir la présence (entrisme, comme on dit chez les trotskystes) de militants d'extrême gauche dans la société civile.

Moins politisé que Wargon, Damien Barraud, lui aussi, sait ratonner (virtuellement) du gauchiste. Il allait s'en prendre au militant et philosophe Geoffroy de Lagasnerie, proche des antiracistes du collectif Adama Traoré. Le tort de De Lagasnerie selon Fluidloading ? Oser comparer l'affaire Traore avec l'affaire Dreyfus. Mélanger les torchons et les serviettes, en somme. Rappelons que Barraud justifiait la violence de ces attaques, en arguant d'une mission de quasi service public : mettre fin à la propagation des recettes miracles contre la Covid 19 du « charlatan » Raoult et de ses collaborateurs de l'IHU Marseille.

Dans les faits, on se rend compte qu'il n'est est rien : Barraud déverse son fiel sur tous ceux qui pensent différemment de lui, en fait. Un modèle d'intolérance :

🐦 *« Alors moi je ne suis pas Juif. Mais si je l'étais, je crois que j'en aurais marre de servir de serpillière à ces pseudo philosophes de notre siècle. »*

Ce tweet était un commentaire de celui, relativement consensuel, de Lagasnerie :

🐦 *« Dans plusieurs années, on enseignera l'affaire Traoré comme on enseigne aujourd'hui l'affaire Dreyfus. Il y a tant de ressemblances : même bataille pour dire la vérité, même logique du mensonge d'État, même engagement haineux d'un si grand nombre au nom d'une idéologie raciste. »*

Barraud surenchérit, en ajoutant de nouveaux commentaires :

🐦 *« Faut qd méme m'expliquer par quels méandres synaptiques on peut en arriver a invoquer Dreyfus dans l'affaire Traoré. Là je ne vois pas ».*

Après Wargon et Barraud, il ne manquait plus que feu (Flaysakier) pour faire de la basse politique, bien crado. Le médecin présentateur décédé tenait dans sa ligne de mire tout ce qui se réclame de la lutte antiraciste décoloniale, à la manière du Parti des indigènes de la République (PIR). Ce parti politique inspire à l'ancien rédac chef de France 2, qui avait déjà qualifié la sénatrice Esther Benbassa de « Grosse truie », un déluge d'insultes.

Entendons-nous bien : s'opposer au PIR ou à leurs partisans n'est pas en soi répréhensible. En revanche, brandir l'insulte, la diffamation et le harcèlement en guise d'arguments n'est pas digne d'un médecin-journaliste, qui se veut éthique, comme Flaysakier l'avait souvent revendiqué.

Ainsi, l'intellectuelle Maboula Soumahoro, proche du PIR, est coupable d'avoir une attitude ambivalente selon Flaysakier, et de vivre aux dépens de l'État. Tout juste si Flaysakier ne la taxe pas d'assistanat. On sent bien là poindre des réflexes racistes, qui assimilent les immigrés à des assistés, surtout lorsqu'ils l'ouvrent bien grand :

🐦 *« Et elle vit sans problème de l'argent public de l'Etat soi-disant raciste que lui verse l'@UnivTours ».*

Même punition pour Houria Bouteldja, ex porte-parole du PIR, accusée elle aussi d'être une assistée :

🐦 *« Mais elle vit de l'argent de cet etat raciste l'egerie du PIR ! »*

La députée Obono fait aussi partie de ses cibles préférées ; la malheureuse députée des Insoumis a eu le malheur, un jour, de qualifier Houria Bouteldja de « camarade ». Pour Flaysakier, aussi fin qu'un éléphant dans une boutique de porcelaine, cela signifie qu'elle est antisémite. Et il s'indigne de son invitation à la marche pour Mireille Knoll, cette octogénaire juive assassinée sur fond d'antisémitisme.

🐦 *« Mais pourquoi invitez vous cette pro-indigeniste qui veut liberer un terroriste et qui est la pote de l'antisemite du PIR ? Apres Messiah vous faites fort » ;*

🐦 *« Venir à la marche pour Mme Knoll en amenant @Deputee_Obono qui quelques jours avant avait tressé des couronnes à la leader antisémite du PIR c'était vraiment de la provoc. Et les connards de la LDJ n'attendaient que ça ».*

Jamais Houria Bouteldja, qui travaille main dans la main avec l'Union juive française pour la paix (UJFP), n'a été condamnée pour des propos antisémites, même si ses ennemis politiques, classés majoritairement à l'extrême-droite, font courir ce bruit sur les réseaux sociaux, repris sans précaution par Flaysakier. Il est un fait avéré : Bouteldja est une militante décoloniale, opposante radicale à la politique d'apartheid du gouvernement israélien.

Au hasard des tweets de Flaysakier, on tombe encore une fois sur des accusations d'assistanat, que Marine Le Pen n'aurait pas osé écrire :

🐦 *« C'est une proche du PIR ces gens qui detestent ce pays sauf pour pouvoir profiter de son systeme »*.

Les journalistes et militants engagés à gauche, d'origine maghrébine, subissent aussi les abus de langage de Flaysakier. Le journaliste Taha Bouhafs, qui officie à la TV de gauche *Le Média*, est ainsi qualifié de chien :

🐦 *« Et son clebard Taha ne s'est pas manifesté non plus. Zorro a des indignations selectives »*.

Le militant anticapitaliste Anasse Kazib, cheminot et syndicaliste Sud par ailleurs, candidat anticapitaliste à la présidentielle de 2022, est lui qualifié de gros beauf :

🐦 « *Mais c'est le principe de cette radio-bistrot : un panel de beaufs de diverses extractions et qui pensent etre des références* ».

À l'instar de Wargon, Flaysakier voyait aussi des antisémites nazis partout, surtout provenant de l'extrême gauche :

🐦 « *Sur @GG_RMC @AnasseKazib fait la promo de la manif organisée par le PIR, mouvement antisémite et cite le brillant "analyste" Ardisson, qui a promu le complotiste Meyssan et dont lephilosemitisme est proverbial. L'Alliance rouge-brun* ».

J'oubliais : Anasse Kazib, pour des raisons que Flaysakier n'ose énoncer, est bien évidemment machiste et misogyne. Pour (feu) le médecin/journaliste retraité, Anasse Kazib se fout de la condition des femmes musulmanes, parce qu'en tant que (supposé) musulman, il est partisan de la lapidation de toutes les représentantes du deuxième sexe, cela va de soi :

🐦 « *Amusant de voir ce militant Sud, se proclamant révolutionnaire mais dont la situation des femmes musulmanes ne semble pas être porté à son agenda.* »

DÉGOMMER LE DR GOMI

« Je decouvre avec effarement les attaques qu'a subi @DrGomi (Dr Yvon Le Flohic) ce jour. Yvon est sans aucun doute le médecin qui depuis le debut de la crise a eu les meilleures analyse epidemiologique sur #COVID ‑19, qui a compris le plus tôt son fonctionnement. »

L'auteur de ce tweet n'est pas un pisse-froid ni un troll pro-Raoult, mais bel et bien le docteur Jérome Marty, grande gueule médicale, copain comme cochon avec le docteur Lehmann, défonceur de Didier Raout et défenseur de l'*evidence based medicine*. Autant dire que le docteur Marty, président du très droitier syndicat UFML (Union française pour une médecine libre) est en cours du côté des nofakemed. Pourtant, il n'a pas hésité à siffler Damien Barraud pour lui asséner un carton rouge. C'est dire.

Car l'auteur des attaques contre Yvon Le Flohic n'est autre que Fluidloading aka Quackfighter aka Reloadfluid. Bref, le réanimator messin, son excellence Damien Barraud. Et ce n'est pas la première fois que le médecin breton se fait harceler sur Twitter.

En septembre 2020, je l'avais contacté, après qu'il a fermé volontairement son compte Twitter. Il m'avait expliqué avoir été victime d'une campagne de harcèlement, et il avait préféré baisser le rideau (virtuellement) plutôt que de se lancer dans une diatribe sans fin avec la médicosphère.

Son tort ? Avoir souligné la cohérence des propos d'un médecin pro-Raoult. Les #Nofakemed ne le lui pardonnèrent pas. Parmi ses agresseurs, on retrouve la même fine équipe : Wargon, Barraud, mais aussi le professeur Jonathan Freund... Le cas de ce dernier était tout de même symptomatique de l'esprit de clan qui règne dans le « camp du bien » médical. Freund avait en effet fait partie des rassuristes (à l'instar de Louis Fouché), durant l'été 2020 ; il avait vertement critiqué les positions du gouvernement, et ne pensait pas que l'on allait connaître une nouvelle vague de Covid à la rentrée. Il s'était planté sur toute la ligne, à l'instar du professeur Raoult, ou encore de Louis Fouché, mais on le lui avait pardonné : c'est que Jonathan est un poteau de Barraud, et Jonathan est aussi un ponte parisien à la Pitié-Salpêtrière.

Rien à voir avec l'obscur docteur Yvon Le Flohic, médecin généraliste exerçant au fin fond de la Bretagne, contre qui les #nofakemed s'acharnèrent... Très populaire sur Twitter, des internautes l'avaient supplié de rouvrir son compte. *In fine*, après avoir pesé le pour et le contre, le docteur Le Flohic avait repris la publication de ses tweets pédagogiques et critiques sur la pandémie.

Mais voilà que, quelques mois après sa première e-ratonnade, il était de nouveau la cible des attaques de Barraud. À l'origine de la brouille, une remarque méprisante de Barraud, à la suite d'une interview du docteur Le Flohic sur LCI, qui doutait de l'utilité d'un reconfinement. Les journalistes de LCI avaient aussi recueilli l'avis du docteur Kierzek, et de Fabien Quedeville, médecin généraliste dans l'Essonne. Les trois médecins partageaient la même position. Commentaire de Barraud :

🐦 « *3 gugusses qui ont dû voir 10 malades a eux 3.* »

Réponse de Le Flohic, faisant référence à « l'erreur d'appréciation » du poteau de Barraud, Freund, quant à la possibilité d'une deuxième vague en septembre 2020 :

🐦 « Moins qualifiés que ton formidable pote Yoyo qui nous a bien mis dedans cet été. Ton scotome de puph se voit fort. »

Après les considérations sur les qualités ou plutôt absences de qualité professionnelles du docteur Le Flohic, s'en suivit, comme souvent chez Barraud, des attaques ad hominem psychophobes :

🐦 *« Mince tu m'as déjà redébloqué. Une girouette. Tu as pris ton alprazolam ? Je te trouve tendu du string »* ;

🐦 *« Quand on voit le nombre de conneries que tu débites depuis un mois, je serais toi je fermerais ma bouche. Et twitter »*

🐦 *« Les avis c'est comme les trouducs. Arrete ton ultracrepidarianisme »*.

Sentant la vague de merde prendre de l'ampleur, le docteur Le Flohic prit les devants et suspendit (de nouveau) son compte. Barraud, après avoir provoqué les hostilités, joua aux victimes ; c'est que de nombreux médecins twittos, pas du tout pro-Raoult, rabrouèrent son attitude, à l'instar du docteur Marty, pourtant pas avares en tweets caustiques contre les Raoultiens.

Barraud endossa à plusieurs reprises au cours de l'année 2021 le rôle du supplicié, après avoir torturé ses proies sur Twitter :

« Faut que je vous raconte mon WE de harcèlement. Pas que ca me dérange hein, la bagarre ca n'est pas que cela me plait, c'est que cela ne me dérange pas, quand il s'agit de défendre ce qui me tient à cœur, la médecine. »

Pour jouer Caliméro, Barraud commence par « oublier » sa première attaque contre le Flohic — « 3 gugusses qui ont dû voir 10 malades » —, pour reprocher à Flohic un tweet datant de septembre dernier, où ce dernier qualifiait Barraud de mec qui *« sent l'huile de vidange, et la testostérone »*. Rapport à la ligne éditoriale ultra agressive et viriliste de Barraud, qui lui a quand même valu trois suspensions de compte sur Twitter… Il en profite ensuite pour dézinguer tous ceux qui s'offusquent de son attitude sur les réseaux sociaux, en pratiquant un révisionnisme éhonté. Il va jusqu'à évoquer mon licenciement, en refaisant l'histoire :

🐦 « Harceleur enquêtant sur le harcèlement. Dans un souci d'introspection probablement. JB c'est un echotier qui m'a vomis dessus de manière si honteuse que son employeur @WhatsUpDoc_mag a préféré le virer. »

C'est bien sûr faux : l'article qui n'a pas plu à Barraud, où je relatais son éviction de Twitter, n'a jamais été remis en cause par ma direction ; il est toujours en ligne. La direction a cédé à une campagne de harcèlement et de diffamation menée de main de maître par Flaysakier et Wargon. Voilà la vérité. Mais c'est plus fort que lui : même quand il campe le rôle du martyr, Barraud ne peut pas s'empêcher de diffamer. À commencer par des dénigrements classistes :

🐦 *« Et puis @medicalfollower minable petit infirmier Marseillais »*…

Pour finir par des insultes classiques, sans fioriture :

🐦 *« Je remercie Gomi, Je remercie la triplette Marty DocDu CMT l'antivax*

Et j'embrasse les trolls, Manifestement ces gens ne comprennent pas. Que je les emmerde. » ; « je ne sais plus si je vous ai dit : je vous emmerde ».

Voilà. Damien s'arroge le droit d'insulter, de mépriser, de dénigrer, mais dès qu'il suscite la désapprobation de ses confrères, le réa de l'est prend la mouche et se pose en victime. Pathétique ou pathologique ? Je ne suis pas psy pour répondre à cette question. Quoi qu'il en soit, si Barraud apparaît, de loin, comme le plus excessif et le plus déjanté des #Nofakemed, il n'est pas le seul à user des mêmes méthodes, et à encourir la même punition : la suspension de compte.

TROLLS ET MÉDECINS, POUR VOUS SERVIR

Sans établir un recensement exhaustif des trolls médecins, on peut compter parmi les censurés par Twitter l'ancien secrétaire général du collectif Fakemed, le docteur François Morel aka Doc Primum. Il s'était vanté publiquement d'avoir harcelé Stalec, mais uniquement pour le rééduquer, pour son bien.

🐦 *« Comme je l'ai dit et je ne m'en suis jamais caché je n'ai pas été bienveillant avec Stalec j'ai même été insultant. Car il serait hypocrite de dire le contraire. Mais comme dit l'intéressé, ça lui a fait un électrochoc. C'était en partie l'effet recherché, j'assume »*

Il ne s'en est tellement pas caché que Twitter a décidé de suspendre son compte, un temps. Le grand frère de Barraud, Mathias Wargon *himself*, devait voir son compte restreint le 16 janvier 2021. Motif : *« Infractions aux règles relatives aux comportements inappropriés et au harcèlement. Il est interdit de se livrer au harcèlement ciblé d'une personne, ou d'inciter d'autres personnes à le faire. Cela comprend le fait d'espérer qu'une personne subisse un préjudice physique »*, a dû rappeler Twitter au chef du service des urgences de l'hôpital Delafontaine. Le vénérable médecin s'en était pris à un internaute (fan du professeur Raoult semble-t-il) en lui assénant ce verdict :

🐦 *« tu es un mouton qui bouffe toutes les conneries complotistes même les plus bêtes. »*

Un autre des poteaux de Barraud a été supprimé de Twitter, un twittos dont le nom de code était a_1_0_2. Il est ressuscité d'entre les morts virtuels avec le compte a__1_0_2. Autre poteau nofakemed de Barraud à avoir été suspendu : le biologiste médical @biohospitalix. Le 25 juin, son compte a été bloqué, pour les mêmes raisons que celle de ses collègues : *« Bonjour Biohospitalix votre compte a été verrouillé en raison d'une infraction aux règles de twitter. Plus précisément : infraction à nos règles relatives aux comportements inappropriés et au harcèlement. Il est interdit de se livrer au harcèlement ciblé d'une personne, ou d'inciter d'autres personnes à le faire. Cela comprend le fait de souhaiter ou d'espérer qu'une personne subisse un préjudice physique. »*

Biohospitalix s'était en effet permis une blagounette macabre dont seuls les médecins nofakemed ont le secret :

🐦 *« juste si vous pouviez mourir tranquillou à la maison ça arrangerait l'ami Damien Barraud. »*

Même en plaidant le second degré, la blague est mal passée...

Les stars médicales sur Twitter n'ont pas non plus échappé à une suspension de compte. Le 29 août, le compte de Christian Lehmann (31K abonnés) a été temporairement suspendu. Bien évidemment, l'anticomplotiste Lehmann expliquait que la suspension de son compte est le résultat... d'un complot des antivaxx, sans apporter la moindre preuve :

🐦 *« J'ai été l'objet d'un signalement malintentionné sur un tweet vieux d'1 an ou pour soutenir la décision du petit fils d'Agatha Christie de renommer "Dix petits n*gres", j'avais pris exemple de deux adjectifs péjoratifs antisémites qui à la même époque (années 30) passaient crème »*

🐦 *« Au sujet du verrouillage temporaire de mon compte hier soir, tres probablement lié à une initiative antivaxx prohcq etc »*

À la même date, le compte du docteur en biologie Alexander Samuel, poursuivi par l'IHU pour diffamation, était lui aussi suspendu, sans raison valable selon le principal intéressé :

🐦 *« Bon rentré de mon week-end, petite info au passage : il n'y a pas que mon compte qui a été suspendu pour rien. Un autre compte a été suspendu 24 h sans motif valable, je vous invite tous à le suivre. Trop dans le jus pour avoir vu son mail à temps, désolé*

@TatayoyoKesski1 »

Dernièrement, le compte du docteur Jérôme Marty (37 K abonnés), autre opposant notoire du professeur Raoult, a lui aussi fait l'objet d'une restriction d'utilisation, le 23 octobre. Le docteur Marty a, dans un premier temps, joué les victimes :

🐦 *« @TwitterFrance je ne comprend pas que vous censuriez mon compte . Vous avez bloqué cette fonctionnalité ce qui revient à une censure. Votre modération est incompréhensible, je suis comme d'autres médecins et lanceurs d'alertes regulierement menacé , et c'est moi qui suis censuré »*

Pour ensuite verser dans le complotisme :

🐦 « *Chers ami(e)s de ma TL depuis plusieurs semaines mon compte suite à des attaques fait l'objet d'une limitation par @TwitterFrance, nous travaillons à faire corriger cela.* »

Il lui aurait suffi, pourtant, de modérer son expression sur Twitter, lui qui est si familier des insultes en direct, comme le lui a rappelé un twittos :

🐦 « *Vous allez prendre des cours de politesse ?* »

Je peux en témoigner, pour avoir été l'une des malheureuses victimes du verbe fleuri de Marty. Pour avoir rappelé que Flaysakier, sur la fin de son existence, était devenu un personnage odieux sur les réseaux sociaux (dont les saillies contre des personnalités issues de l'immigration n'avaient rien à envier à l'extrême-droite), Marty, représentant auprès de la Caisse d'assurance maladie d'un syndicat de médecins, m'apostrophait de la manière suivante :

🐦 « *Espece de minable. Vous suintez la honte* »

Les citoyens vertueux de Citizen 4 science défendent aussi l'*evidence based medicine* (EBM) à grands coups de battes de baseball dans les genoux, et écopent de suspensions en retour. Il en va ainsi de Julien Vauquelin, trésorier de l'association. Propre sur lui dans la présentation qu'il fait de ses intentions sur le site internet de son association *(« la crise sanitaire qui a débuté en 2020 m'a fait apporter un grand intérêt à ce qui se passait dans le milieu de la recherche médicale »)*, il montre un tout autre visage sur Twitter. Sous le pseudo Julbert86, il avait notamment diffamé la psychiatre Ivana Fulli (« la madame n'a pas l'air dans son assiette »), comme dit plus haut, et a été suspendu par Twitter France le 19 février 2021, pour des faits de harcèlement. Comme souvent, quand ils sont pris la main dans le sac, les #nofakemed et autres #citizen4science invoquent des abus dans les processus de modération de Twitter France. Mais jamais ô grand jamais ils ne remettent en cause leurs méthodes agressives, leurs insultes, leur dénigrement.

LA CIA À L'ACTION

🐦 *« Je ne lacherai ni la "CIA" IHU - FranceSoir, ni les zinzins affiliés à Reinfoofmyass ».*

Ce tweet énigmatique de Barraud, du 11 juin 2021, m'avait inquiété pour sa santé mentale : le réanimateur du far east français comptait-il s'attaquer à la fameuse agence de renseignement étatsunienne ? Je m'inquiétais d'autant plus que j'avais lu qu'il me soupçonnait d'en faire partie (de la CIA). Il déraillait le garçon. De fait, il ne s'agissait pas de l'agence américaine, mais d'un groupe constitué, conspiratif, censé défendre bec et ongles l'IHU et son prophète, le professeur Didier Raoult. Barraud ne déraillait pas autant que je ne le pensais, même si je notais chez lui une tendance à la paranoïa, qui venait compléter son tableau clinique de sadique ; car si ce groupe existe, je n'en ai bien sûr jamais fait partie. Quoi qu'il en soit, Barraud présentait cette organisation comme un groupe très structuré, avec des chefs, des exécutants, des cerveaux, des porte-flingues, des petites mains :

🐦 *« Mouad n'est pas un simple troll. Il est un membre de la "CIA". Et prend directement ses ordres de @EChabrière, @YanisJGR, @JeanYvesCAPO, @CorinneReverbel, et @xazalbert. Mouad tombera comme les autres »,* écrivait par exemple Barraud le 10 juin 2021.

Pour une fois, il se départait de son mépris pathologique pour adopter un ton grave, quasi sentencieux, tragique ; c'est que Réanimator avait décidé de porter plainte contre de ce groupe qui à ses yeux revêtait un aspect quasi maléfique. Complotiste. Pour Barraud, la CIA n'était rien d'autre que l'équivalent des illuminatis, version médicale. Amusant de constater que ce réanimateur, dont l'unique combat selon ses dires est de rétablir l'esprit cartésien et la « bonne science », a les mêmes travers d'esprit que ceux qu'il est censé combattre, les complotistes…

Pour Barraud, son combat contre la CIA était une question de survie : il en allait de l'avenir de l'humanité. La vérité était plus simple, et plus humaine que cela, comme souvent lorsque l'on décortique une théorie du complot. Il n'y avait pas de diablotin ou de monstre *marvellien* derrière ce que Barraud appelait CIA, mais seulement des citoyens, soignants, médecins, qui avaient pris fait et cause pour Didier Raoult dès les premières heures de la pandémie de Covid 19, au début de l'année 2020. Ces internautes avaient été choqués par les attaques de Damien Barraud (entre autres) contre l'IHU Marseille. Il est très facile de remonter les timeline de ceux que Barraud considère comme des membres du groupuscule CIA, si l'on s'en tient à ses «révélations»: Éric Chabrière, professeur à l'APHM et collaborateur de Raoult à l'IHU Marseille, Yannis Roussel, communicant de l'IHU, Jean-Yves Capo, consultant, Xavier Azalbert, patron de *France Soir*, Corinne Reverbel, consultante en communication, Asclepius, infirmier, pimprenelle de Marseille, citoyen.ne marseillais.e, Mouad Boutaour Kandil, ingénieur financier, et quelques autres encore...

Commençons par Corinne Reverbel. Elle interagit ouvertement avec Barraud aka Fluidloading, depuis le 3 mars 2020. Soit peu avant le premier confinement. Après avoir pris fait et cause pour Raoult, elle reçoit un premier scud de Barraud. Elle y répond de manière polie, mais ferme, en adoptant la position de la personne agressée :

🐦 *« là vous frôlez l'irrespect et vous commencez à sérieusement m'agresser, il va falloir vous calmer ».*

L'on se rend bien compte que ce n'est pas Corinne Réverbel qui est allé provoquer Fluidloading, mais bien l'inverse, et qu'il n'y a chez elle, d'emblée, aucune stratégie de nuire, mais une folle envie de ne pas être harcelée...

Pour ce qui est de pimprenelle de Marseille (son compte cunegonde1944 a été bloqué en juillet 2021 pour avoir attaqué le sénateur Bernard Jomier sur Twitter, détracteur de Didier Raoult), on note un premier échange avec Fluidloading le 27 avril 2020. Après quelques tweets mouchetés entre les 2 et 10 mai, les choses commencent à s'échauffer à la fin mai, le 18 mai entre autres, lorsque, à la suite de la publication du portrait dithyrambique de Damien Barraud sur *Libération*, Cunégonde demande à l'Ordre des médecins de sévir contre Barraud, eu égard aux insultes assénées à Didier Raoult, et à d'autres médecins :

🐦 *« Quand allez vous sévir à l'encontre du Dr Damien BARRAUD @fluidloading , qui passe ses journées à insulter, dénigrer et à discriminer D RAOULT et tous ceux qui ne pensent pas comme lui ? »*

Un peu avant, Cunégonde, à l'instar de Corinne Reverbel, avait fait part de son agacement, à propos de la communication méprisante de Barraud :

🐦 « *Insultes et dénigrement a tour de twitt... quel article deon.. Ordre..?*

30, ou 33 ? Me souviens plus très bien... on vérifie ? » ;

Fin mai, Pimprenelle change de ton et renvoie au réanimateur mosellan son agressivité :

🐦 « *pour ceux qui connaissent pas, @fluidloading , Dr Damien BARRAUD, dont parle @dperetti , c'est le fada de Moselle , le piqué du grand est, Bref, le simplet de Fernandel... n'est ce pas @LesbrosMarielle ?* »

Le 31 mai, Pimprenelle demande encore une fois au conseil de l'Ordre de réagir et sanctionner Barraud. Sans succès :

🐦 « *je suis d'accord avec vous, faut arrêter cette mascarade... demander à @ordre_medecins de sanctionner Damien BARRAUX @fluidloading qui insulte plusieurs de ses confrères, pas que Didier RAOULT... il faut lui interdire d'exercer au vu de sa petite influence néfaste sectaire* ».

Puis c'est l'escalade. Encore une fois, rien ne se fait de manière cachée et conspirationniste. Tous les échanges sont consultables et la raison de la brouille entre les deux twittos (Barraud et Pimprenelle de Marseille) est évidente : il s'agit des propos méprisants de Barraud pour Raoult. Nul besoin de concertation entre membres de la «CIA» pour que Pimprenelle réagisse et s'en prenne à Barraud.

Même schéma pour Asclepius (dont le pseudo est un clin d'œil parodique au compte d'Asclepios, l'un des leaders du groupe #NoFakemed). Sa première interaction avec son excellence Fluidloading date du 29 mars 2020. Encore une fois, Fluidloading répondait à un tweet de Raoult, faisant état de sa première étude sur 1003 patients soignés avec son protocole à base d'hydroxychloroquine et d'azithromycine. Fluidloading n'a pas pu s'empêcher de taxer Raoult de charlatan (une fois de plus), publiant des études foireuses, tout ça parce que les équipes du professeur phocéen n'avait pas fait d'études randomisées en double aveugle. Asclepius lui répond vertement :

🐦 « *Quand t'as un cancer et qu'il y a aucun traitement et que l'oncologue te dit on un trt expérimental. Tu vas chercher le groupe aveugle et le groupe contrôle toi ??? »*.

Le ton monte aussi vite que la fusée Space X entre le réa messin et l'infirmier marseillais. Difficile de dire lequel des deux est le plus ordurier. À la différence des autres membres pro-Raoult, Asclepius recentre le débat sur une question épineuse et centrale, qui explique tous ces débordements lexicaux et sémantiques, à savoir : qui a tué le plus pendant cette première phase de la pandémie ? Metz ou Marseille ? Le 4 janvier, Asclepius fait état d'une plainte déposée par un patient de Metz. Il reproduit le témoignage d'un proche d'un patient, qui affirme, à propos du CHR de Metz :

🐦 « *Ils ont renvoyé beaucoup de personnes chez eux sans rien. C'est arrivé à une connaissance proche, qui est décédée le lendemain. Ils se sont débarrassés des cas.* »

Les proches de la personne décédée auraient porté plainte et le parquet l'aurait instruite, dixit Asclepius. Selon le twittos, le CHR de Metz aurait eu une surmortalité impressionnante pendant la première phase de la pandémie, durant le printemps confiné de 2020 :

🐦 *« L'hôpital Mercy c'est 330 % de surmortalité par rapport à IHU... ca craint. Attaquer et diffamer vous suffira pas à cacher la vérité ».*

Nolens volens, grâce à Asclepius, on en apprend un peu plus sur les méthodes crapuleuses de Barraud et du collectif #Nofakemed. Non content d'insulter, Barraud interpelle aussi les employeurs de ces détracteurs pour les faire virer (je ne fus donc pas la seule victime de leurs agissements) :

🐦 *« Ce gars est une honte de notre système. Il utilise des procédés de voyoux que la république laisse faire. Menaces intimidations calomnies doxxing... Il a meme appelé mon ancien hosto pour essayé de me nuire En utilisant son titre de Dr ».*

Pas joli, joli : on imagine le docteur Barraud décrocher son iPhone, donner du « cher confrère » ou du « cher directeur », et, en terme feutrés et quasi cliniques, demander le renvoi de cet infirmier-qui-fait-du-tort-a-sa-profession-et-voyez-vous-qui-met-en-danger-ses-patients. Le 15 mai, en termes fleuris, selon l'expression consacrée, Asclepius renouvelle ses accusations quant aux méthodes de Barraud :

🐦 *« Ce type est une grosse névrosée, même son ex femme n en pouvait plus. Menteur manipulateur desinformateur il passe sa vie à insulter et menacer de procès. Capable d appeler la responsable d un hôpital pour faire virer des Ide ».*

Ces méthodes d'intimidation rentrent dans les cordes des #Nofakemed, comme Flaysakier me l'a prouvé, en appelant mon directeur de publication pour me faire renvoyer. Plus récemment, Barraud a également interpellé, sur Twitter, l'un de mes employeurs, pour demander à mon encontre des mesures de rétorsion, à la suite d'un échange entre lui et moi qui ne lui a pas plu :

🐦 *« Dites, votre nouvel echotier (moi-même, NDLR) continue son harcèlement, comme au temps de @WhatsUpDoc_mag Merci de raccourcir la bride ».*

Intimidations, insultes, harcèlement… provoquent chez les détracteurs de Barraud des poussées d'urticaires. Le moins que l'on puisse dire est qu'ils n'ont pas l'intention de tendre la joue gauche. Asclépius répond du tac au tac à Barraud en usant des mêmes méthodes que le réa :

🐦 *« Sinon quand c'est que tu te défroques pour te faire vacciner comme ton pote wargon ? T'as peur que les Infirmières voient ta verge enfouie congénitale ? ».*

Pour rappel : en juin 2020, Barraud avait qualifié l'un de ses confrères de « petite bite » dans un courriel. Asclepius le lui rappelle en publiant le mail incriminé :

🐦 *« Martin ? C'est une grosse merde en effet. Une grosse merde de ne pas avoir prévenu le procureur pour les agissements de Raoult depuis fin mars une grosse merde sans couille. Martin est une petite bite. »*

De fait, la guerre sémantique que se livrent Barraud et les pro-Raoult a abouti à la fermeture ou la suspension de dizaines de comptes, de part et d'autre. Comme nous l'avons vu, le compte du réanimateur de l'est a été suspendu trois fois, tout comme ceux de membres de son crew. Mais chez les pro-Raout, c'est la même : Pimprenelle a été suspendu, tout comme le compte de Momotchi, mais celui d'Asclepius n'a subi aucune avanie, au moment où nous écrivons ces lignes...

LE GLAIVE DE LA JUSTICE

Viré, harcelé de plus belle sur les médias sociaux par Wargon, Barraud & cie, je décidai de m'en remettre à la justice. Et je n'étais pas le seul à m'adresser aux juges pour que cesse ce harcèlement sur Twitter.

Le professeur Christian Perronne, poursuivi par ailleurs par le conseil national de l'ordre des médecins (et honni par le « camp du bien » médical), avait décidé de porter plainte, tout comme moi, contre l'interne Nathan Peiffer Smadja, à peu près au même moment.

La plainte de Perronne, selon un communiqué de presse publié le 18 décembre, avait été déposée le 16 décembre.

« Sur une période de 6 mois, entre les mois de mai et octobre 2020, le Dr Nathan Peiffer-Smadja va publier de façon récurrente des tweets injurieux, diffamatoires et menaçants, à l'encontre du Pr Perronne. Par ses tweets, le Dr Nathan Peiffer Smadja n'hésite pas à convoquer l'opinion publique et à interpeller la twittosphère pour que soit signée et diffusée une pétition contre le Pr Perronne, ou bien en lançant des appels à agir à son encontre. Il a été signalé au conseil de l'ordre des médecins que de tels faits sont qualifiés par les juridictions pénales de harcèlement

moral en ligne », apprend-on à la lecture du communiqué du professeur Perronne.

Nathan reprenait à son compte les procédés des #Nofakemed : harcèlement sur les réseaux sociaux, et pudibonderie sur les médias traditionnels. Car celui qui est accusé par le professeur Perronne de harcèlement moral en ligne, passe aux yeux du grand public pour un chasseur de fakemed, un jeune homme vertueux qui mettrait sa vie en danger pour servir son combat. France 5 lui avait consacré, au creux de l'été 2021, un portrait dithyrambique et propagandiste[32], où le sieur Peiffer débutait son interview de cette manière : « *J'ai toujours essayé de diffuser de l'information, et non de contrer l'information fausse, car cela me semble contre-productif.* » C'est, bien évidemment, totalement faux.

Le jeune Peiffer s'est surtout fait connaître, au début de l'épidémie, sur les réseaux sociaux, en « contrant » les agissements de Raoult, mais aussi ceux du professeur Perronne, chef de service au centre hospitalier de Garches. Il ne faut pas creuser longtemps pour retrouver trace, sur Twitter, des harangues de Peiffer-Smadja contre le professeur Perronne.

32
https://www.youtube.com/watch?v=TLIQfeqxnjYhttps://www.youtube.com/watch?v=TLIQfeqxnjY

Dans un tweet du 12 septembre 2020, Peiffer, faisant d'une pierre deux coups, attaque Perronne et Raoult :

🐦 *« Garches et Marseille campent sur des positions anti scientifiques et dangereuses »*, assène-t-il.

Le 31 août 2020, Nathan s'insurge de nouveau au sujet de Perronne :

🐦 *« Il est anormal de laisser ce professeur dont les travaux sur COVID 19 sont désavoués par l'ENSEMBLE des infectiologues français et d'ailleurs, s'exprimer sans contradiction. »*

Le professeur Raoult est lui aussi rhabillé pour l'hiver :

🐦 *« Un professeur parti en vrille vous voulez dire ? Il est compétent comme Luc Montagnier désormais. »*

Peiffer-Smadja est loin d'être le seul médecin poursuivi pour ses propos sur les réseaux sociaux, comme me le confiait le professeur Éric Chabrière, que je contactais pour les besoins de mon récit. Bras droit du professeur Raoult, Chabrière sévissait sur les réseaux sociaux, en distribuant des coups de boule virtuels à tous ceux qui osaient remettre en cause les travaux de l'IHU Marseille. Dans la vie réelle, il se chargeait également des poursuites en justice contre tous les indélicats qui passaient la ligne rouge sur Twitter, principalement. Il était lui-même mis en cause pour sa communication musclée sur Twitter : on lui reprochait des propos machistes, entre autres, contre Karine Lacombe, mais aussi contre la propre fille de Didier Raoult qui le poursuivait en justice. Il avait également osé comparer Peiffer-Smadja au directeur d'Auschwitz, le nazi Rudolf Hoess. Cette comparaison lui valut une fermeture temporaire de son compte Twitter.

Lui n'était pas peu fier de m'annoncer qu'une information judiciaire avait été ouverte contre le professeur Karine Lacombe qui, parmi les premières, avait qualifié Didier Raoult de charlatan, sur les réseaux sociaux. Le parquet avait l'air de s'intéresser de très près aux conflits et liens d'intérêts multiples et variés du professeur Lacombe, m'avait-il confié. Elle avait, entre autres, bossé pour le laboratoire Gilead, et avait aussi vanté les mérites du médicament — tout en prenant des précautions — faussement miracle contre la Covid, le

Remdesevir®. En septembre 2021, Karine Lacombe était renvoyée devant un tribunal correctionnel.

Il m'annonçait aussi que l'IHU avait l'intention de porter plainte contre deux influenceurs sur les réseaux sociaux, Leonid Schneider, et Alexander Samuel. J'avais interviewé Alexander en 2019, lorsque, Gilet jaune bardé d'un doctorat en biologie moléculaire, il remuait ciel et terre pour que l'on reconnaisse la nocivité des gaz lacrymogène CS dont les *kisdés* aspergeaient ses camarades lors des manifestations « jaunes » de 2018 et 2019. Sa thèse était la suivante : des composants des gaz lacrymo CS se métabolisaient en cyanure dans l'organisme, et pouvaient provoquer des retards de menstruations, des problèmes ophtalmologiques, des atteintes de l'appareil respiratoires, des problèmes cardiaques, etc. Alexander Samuel, surnommé gaz buster, avait fait des prélèvements sanguins chez des gilets jaunes, pendant les manifestations, pour mesurer le taux de cyanure dans le sang des personnes gazées. Ses travaux peu orthodoxes lui avaient valu l'ouverture d'une enquête judiciaire par le parquet de Paris, pour n'avoir pas consulté le comité de protection des personnes, avant de faire ses prélèvements.

Depuis le début de la pandémie de Covid 19, Alexander avait néanmoins quelque peu délaissé ses travaux sur les gaz lacrymo, pour se consacrer à corps perdu à la dénonciation de ce qu'il qualifiait être la plus grande fraude scientifique du siècle, à savoir les essais cliniques du professeur Raoult sur les effets de l'hydroxychloroquine contre la Covid 19.

Il m'avait appelé pour que l'on publie un article sur la question. J'avais décliné sa proposition car mes connaissances scientifiques, lacunaires, ne m'auraient pas permis d'avoir suffisamment de recul critique vis-à-vis de ses assertions. Gravissimes du reste : il accusait Didier Raoult d'avoir truqué ses tests PCR (et non pas seulement de n'avoir pas conduit une étude en double aveugle) pour conclure à l'efficacité de l'hydroxychloroquine contre la Covid. Ou bien Alexander avait raison, et Raoult méritait la prison, ou alors il se trompait sur toute la ligne, et Alexander était mal barré, car Raoult n'était pas homme à se laisser marcher sur les arpions. D'où la plainte en justice de Raoult contre Samuel, supposé-je. Mais après avoir vérifié l'information auprès du principal concerné, à savoir Alexander Samuel, j'appris que ladite plainte visait des propos considérés comme licencieux de Leonid Schneider traduits par Alexander sur son blog.

Leonid Schneider se présente pour sa part comme un journaliste scientifique, avec « treize ans d'expérience ». Il tient un blog, « For better science », qui se fixe pour but de défendre l'intégrité de la recherche et l'éthique biomédicale. Rien de moins. Seulement, à la lecture de quelques-uns des billets de ce blog, on est surpris par leur teneur, qui n'a plus rien à voir avec l'objectif affiché du site. Ainsi, on peut y lire que le professeur Éric Chabrière passe son temps à faire des vannes sexistes, racistes et misogynes… Difficile d'y déceler une quelconque défense de l'intégrité de la science, mais plutôt une défonce de l'intégrité de certains scientifiques… Pas étonnant que le vertueux Léonid soit attaqué, lui aussi, en justice.

Autre individu dans le collimateur de l'IHU : Lonni Besançon. D'après le professeur Chabrière, ce jeune étudiant avait invité ses followers à lancer une voiture bélier contre l'institut méditerranée… En fait de menaces d'attentat, il s'agissait d'un tweet d'un autre étudiant, en réponse à Alexander Samuel qui demandait comment faire taire Raoult et Perronne : le boutonneux suggérait de manière ironique d'user de « l'attentat suicide ». Depuis, l'étudiant a présenté ses plus plates excuses.

Bien évidemment, le sieur Barraud, le plus virulent d'entre tous, a été particulièrement visé judiciairement, puisque nous avons recensé au moins quatre plaintes qui le concernaient. L'une d'entre elles a été lancée par la fameuse Corinne Reverbel, docteur en biochimie, communicante et thuriféraire de l'IHU, accusée par Barraud de faire partie du groupe complotiste « CIA ». Contre elle, le docteur Barraud allait faire preuve d'une violence machiste au-delà de l'ignoble. Les métaphores, les comparaisons, les allusions, assimilant Corinne Reverbel à une proxénète (ou une prostituée) allaient pleuvoir sous le clavier de Fluidloading. Exemple :

🐦 « *Si c'était le cas, elle aurait intégré l'équipe des 2 proxénètes Capo Reverbel.* »

🐦 « *Et toi ? Tapin chez capo/reverbel ?* »

🐦 « *Du coup tu tapines à 240 euros chez Reverbel mais faut pas venir sur mes plates-bandes.* »

Aux comparaisons sexistes, Barraud ajoute aussi des intimidations et menaces plus classiques :

🐦 « *Le faux Iade faux médecin de Paoli Calmettes continue à faire du tort à cette institution… Le gang reverbel tombera.* »

🐦 « *Mal science est devenue un objet politique, sociétal. Les médias ont fait leur beurre la dessus. Des officines ont fait leur travail (merci Corinne Reverbel, merci France soir,* merci tous les bots de toutes les origines). *Les idiots du village qui ont accès au monde.* »

🐦 « *Les capo de la BPI/Reverbel/Leroux/medicaldemes2 vous etes des tare de criminels désinformateurs. Mais on trouvera qui paie. Et vous paierez.* »

🐦 « Et s'il s'avère qu'il y a vraiment un réseau Reverbel ça sera la foire à la saucisse… Tout ce petit monde haché menu. »

🐦 « Et un troll sur 2 du probable gang Reverbel passera à la trappe judiciaire »

Et je ne résiste pas à la tentation de vous en faire partager quelques derniers pour la route :

🐦 « *Ce type est un balayeur de formation et fait le désinformateur criminel pour l'équipe de proxénètes capo reverbel* »

🐦 *« Le problème est que Corinne Reverbel semble avoir engagé des neuneus. Je serais elle je baisserais mes tarifs à 234,3 euros le tweet. »*

Trois autres plaintes de médecins ont été déposées contre Barraud devant la chambre disciplinaire du conseil départemental de Moselle, dont le docteur Hervé Kael, maire adjoint de Nice, que Barraud avait traité de « charlatan » (lui aussi).

Mathias Wargon, comme dit plus haut, a fait l'objet d'une plainte devant le conseil départemental de l'Ordre, après avoir comparé le professeur Perronne à Bigard. Il a par ailleurs été menacé de poursuites judiciaires par Jean Messiah, homme politique d'extrême droite, après avoir fait une blague second degré de mauvais aloi, en qualifiant Messiah de « bon arabe de service » du Rassemblement national. *Last but not least*, Wargon fait actuellement l'objet de poursuites pour diffamation initiées par le patron de *France soir*, Xavier Azalbert, pour l'avoir insulté sur le plateau de BFM TV. Le sieur Wargon devait être remercié sur Twitter par la médicosphère, pour avoir trainé dans la boue Azalbert…

Mais les #Nofakemed semblent beaucoup plus procéduriers que les partisans de Raoult. Peut-être parce qu'ils ont tous, ou presque, des situations financières et sociales confortables, ce qui leur permet de saisir la justice plus facilement.

Nous n'entrerons pas dans le détail des nombreuses plaintes qui ont été déposées pour « charlatanisme » contre le professeur Raoult, mais aussi le professeur Perronne, ou encore la députée Martine Wonner ou le réanimateur Louis Fouché. Ce n'est pas l'objet de ce livre. Nous nous contenterons de commenter les plaintes qui ont trait à des injures publiques, ou de la diffamation.

Le plus actif d'entre tous les fakemed, judiciairement parlant, semble être le plus jeune, le docteur Nathan Peiffer Smadja. Le pauvre garçon, il est vrai, a été victime de menaces de mort, et son adresse a été divulguée (doxxé, NDLR) :

🐦 *« Ne vous inquiétez pas nous sommes prêts pour leurs viles attaques. Cela fait déjà 4 mois pr ma part qu'ils ont recours à leurs combines : partage massif de mon tél, mail, adresse postale. Menaces, inscriptions à des 10aines d'offres de rénovation énergétique avec mes coordonnées... Mail à mon chef de service, mail à mon DRH, insultes quotidiennes, antisémitisme, etc. Le pire reste Fb. Quand des débiles partagent votre adresse postale sur des groupes de 200 k personnes en disant "allez le remercier", on le sent passer. Donc, je confirme, il faut être prêt... »*

Résultat, le chef de clinique de l'APHP décide de porter l'affaire en justice en août 2020 :

« je porte plainte pour cyber-harcèlement pour les choses les plus graves, un dossier de 62 pages + 8 annexes. Cela prend du temps mais tout cela ne doit pas pouvoir se faire impunément. »

Le jeune Nathan semble protégé des dieux de la santé en France. Ainsi, le directeur général de l'AP-HP, Martin Hirsch, emboîtant le pas à Smadja, allait lourdement sanctionner le professeur Perronne pour avoir osé « attaquer » Nathan. Le DG, de manière assez spectaculaire, prit la décision de démettre de ses fonctions de chef de service le professeur Perronne pour avoir émis des critiques contre l'interne. Rien que ça ! Les responsables de l'intersyndicale nationale des internes (Isni) ont dû en tomber de leur siège, eux qui se battent quotidiennement pour mettre un terme au harcèlement moral et sexuel (autrement plus grave que ce dont Martin Hirsh accuse Perronne) dont sont victimes chaque année des dizaines d'internes et d'étudiants en médecine ! Mais qu'a donc dit le professeur Perronne pour susciter pareille condamnation, à la fois de la direction générale de l'APHP, mais aussi de ses pairs, regroupés dans la communauté médicale d'établissement (CME) de l'APH ?

Dans le documentaire *Hold-Up*, considéré comme le must en matière de complotisme autour de la Covid, le professeur Perronne avait qualifié certains articles contre l'hydroxycloroquine de «délirants», citant entre autres la méta-analyse de Peiffer-Smadja. Donc, un professeur, certes controversé, se voit retirer, en fin de carrière, sa chefferie de service, pour avoir critiqué, dans un documentaire à grand succès, la méta-analyse sur l'hydroxychloroquine lancée par Peiffer-Smadja, interne au moment des faits ! Mac Carthy n'aurait pas pu rêver plus belle chasse aux sorcières. Donc, loin d'être un frêle jeune interne isolé traqué par les méchants mandarins que sont Perronne et Raoult, Peiffer-Smadja est couvé par la communauté médicale parisienne, outré par les provocations des professeur Raoult et Perronne. Raoult n'avait pas hésité à pointer du doigt la forte morbi-mortalité des services de réanimation de l'AP-HP pendant la première vague, et accessoirement de l'est de la France, où officiait Damien Barraud. Quant à Perronne, il avait aussi accusé ses confrères parisiens de s'enrichir grâce à la Covid...

Soutenu par la communauté médicale parisienne, adjoint du professeur Yazdan Yazdanpanah, membre éminent de la Spilf, Peiffer Smadja est aussi le neveu du professeur Philippe

Froguel, généticien de renommée mondiale, très critique quant à la gestion de la Covid par les pouvoirs publics. Philippe Froguel, qui fut un temps proche de Didier Raoult, ne se fait pas d'illusion sur les qualités et les défauts de son petit neveu :

> *« Mon neveu Nathan est très doué mais là il parle avec suffisance de choses qu il ne connaît pas du tout. Qu il commence a publier des articles avant de parler de l utilisation des points sigaps qui apportent des sous aux CHU. (septembre 2020, Twitter) ».*

S'il ne reçoit pas la bénédiction de son oncle, le jeune martyr de la médecine parisienne a l'air de séduire la poulaga et les milieux judiciaires, en revanche. Il ne s'en cache même pas :

> *« 12 déc. 2020 2ème surprise du samedi : Un officier de police judiciaire qui m'appelle pour me dire que ces captures d'écran vont être directement ajoutées à ma plainte antérieure pour menaces de mort Franchement, bravo #Pharos et merci ».*

Une vraie prouesse, en effet : le commissariat de police de Pantin n'a même pas voulu enregistrer la plainte pour injure publique que je voulais déposer contre Peiffer-Smadja. Il m'a fallu passer outre et saisir le procureur de la justice. La poulaga n'a pas les mêmes égards pour le basané que je suis, apparemment...

La sollicitude des condés pour le cheval de Troie de Martin Hirsch devait prendre néanmoins une tournure tragique pour l'un de ses détracteurs, un certain botofficielderaoult. Comme son nom l'indique, botofficielderaoult est un soutien indéfectible de Didier Raoult. Son arme ? Les calembours. botofficielderaoult se moque éperdument de ceux qui défendent très officiellement la politique sanitaire du gouvernement. Dont Nathan Peiffer Smadja. Le 26 mai 2021, ce twittos, cadre A au ministère de la Justice, a vu débarquer chez lui trois kisdés, venus se saisir de sa personne pour le placer en garde à vue, comme on dit :

🐦 *« Ce matin, à 7 h du matin, 3 inspecteurs de Police ont débarqué à mon domicile devant mes enfants pour me mettre en garde à vue pour des faits de harcèlement Twitter vis à vis d'une personne dont je tairais l'identité. »*

La personne à l'origine de cette initiative brutale de la police nationale n'est autre que Nathan Peiffer Smadja. Le calvaire de botofficieldeRaoult va durer toute la journée :

🐦 « *Après 12 heures de GAV, je dois passer une expertise psychiatrique avant de connaître la suite de la procédure. J ai 48 ans et je suis chef de service au ministère de la Justice et jamais eu de soucis judiciaires. Aujourd'hui, notre liberté est en danger !!!!* »

Dans la foulée, comme de juste, Barraud faisait un tweet en demandant au ministère de la Justice de congédier botofficieldeRaoult :

🐦 « *@justice_gouv prendra des sanctions professionnelles aussi A bientôt au tribunal Et arrête de pleurnicher. J'ai prévenu tout le monde depuis longtemps* ».

Les trolls pro-Raoult ne sont pas les seules victimes de Peiffer. Les professionnels de santé aussi. Car Peiffer ne dépose pas plainte uniquement au pénal ; il saisit aussi les chambres disciplinaires des conseils des ordres professionnels. Au moins deux professionnels de santé ont eu à subir ses foudres.
Le docteur Alexis Lacout, tout d'abord. Radiologue, Alexis Lacout est aussi un spécialiste de la maladie de Lyme et, à ce titre, un proche de Christian Perronne. Peiffer n'a pas supporté que Lacout se foute de lui sur Twitter. Mais plus rien de leurs échanges n'apparaît sur le réseau social, sinon un tweet de Nathan Peiffer Smadja, qui assimile Lacout à un nazi,

parce que ce dernier avait comparé l'usage de la propagande par Goebels avec celle du gouvernement actuel. En gros, en sachant lire, Lacout écrivait que l'usage de la propagande par le gouvernement marchiste n'était pas différent de celui des nazis. Discutable, certes, mais cette assertion était loin de faire de Lacout un nazi, bien au contraire. C'est ce que ne semble pas avoir compris Smadja, qui n'hésite pas à écrire à propos d'Alexis Lacout :

> *« Après @Laissonslespre1 qui cite Mengele on a Lacout qui cite Goebbels. L'avantage c'est que nos opposants cachent de moins en moins leur idéologie… »*

Mais dans le monde inversé qui est le nôtre, c'est Alexis Lacout qui doit rendre des comptes devant la chambre disciplinaire du conseil de l'ordre. Passé en juin 2021 pour une conciliation devant une chambre disciplinaire du conseil de l'Ordre, son audience de jugement a été fixée en septembre, Nathan Peiffer Smadja ayant refusé une conciliation, au *« nom du respect pour la science »*.

Nicolas Vedrines, kinésithérapeute, est également dans la ligne de mire de Peiffer-Smadja. Pour avoir émis de franches critiques à l'encontre des travaux de Peiffer, il devait recevoir fin décembre 2020 une plainte de l'interne vedette, adressée à son ordre professionnel de kinésithérapeute. Dans cette plainte, Nathan énonçait les différents crimes de lèse-majesté dont se serait rendu coupable Vedrines : il aurait qualifié Nathan de « toutou de Yazdan », de « criminel désinformateur », et comble du comble, Védrine se serait permis de faire un photomontage en plaçant la tête du jeune infectiologue sur celle d'un des Dalton, peut-être bien Averell. Pour celui qui pense succéder à Pasteur en tant que pape de l'infectiologie, c'est vexant.

Une première réunion de conciliation avec Védrines, fixée en février 2021, n'a pas donné les résultats escomptés et une audience de jugement devait se tenir en septembre de la même année.

Seulement voilà, en juillet, Védrines a été victime d'un grave accident : ses deux pieds et l'une de ses mains ont été blessés. Il n'a pas pu rédiger son mémoire en défense qu'il devait remettre début août et a demandé un report de son audience. Accessoirement, du fait de son accident, il a également perdu toute sa patientèle, et n'a pas les moyens de se faire aider d'un avocat... Las ! Selon que vous serez riche et puissant... patati patata.

LEHMANN A LE BARRAUD

Je ne les en croyais pas capable. Et pourtant ils l'ont fait. C'est même à cela qu'on les reconnait : ces gens sont capables de tout.

Christian Lehmann et Damien Barraud, les deux médecins qui ont le plus humilié de twittos depuis le début de cette pandémie, allaient se faire passer pour des victimes et des héros de la « bonne science », à grands renforts de documentaires tout à leur gloire, et de conférences de presse. Si je me suis suffisamment attardé sur la prose faisandée de Barraud, je n'ai pas dit grand-chose de son mentor (en écritures et poucaveries diverses), le grand Lehmann. Celui qui fait figure de poète maudit dans le landernau médical est issu de la grande noblesse française, se vante-t-il, dans l'un de ses romans à clé ; ou plutôt d'une branche créolisée de la famille de Rohan. Est-ce pour cette raison qu'il fait preuve d'une pareille morgue ? *No le sé*. Passons. Le médecin aristocrate *tout-mondisé* se faisait aussi passer pour un homme de gauche. Il avait signé des pamphlets contre la réforme de la sécurité sociale et la mise en place de franchises médicales, mais avait préféré l'exercice isolé de médecin libéral, plutôt que la pratique (vraiment de gauche) de médecin salarié dans un centre de santé, par exemple.

Lehmann joue de la pose, comme d'autres jouent aux boules le week-end. C'est son passe-temps. Et je ne lui en veux pas. Du reste, je l'avais même médiatisé[33] pour l'un de ses combats picrocholins de Don Quichotte des Yvelines. Il avait conduit une fronde contre le nouveau maire Les Républicains de Poissy, sa ville, qui avait eu l'outrecuidance de rappeler aux médecins de sa municipalité qu'il fallait éviter de signer des arrêts de travail de complaisance. Lehmann avait piqué une grosse colère : mais comment donc cet ancien commentateur sportif, devenu premier édile de Poissy, pouvait-il ordonner aux médecins ce qu'ils devaient prescrire ?

Cinq ans plus tard, Karl Olive, l'édile autrefois combattu, et Christian Lehmann, le médecin crypto-trotskyste maintenant retraité, présentaient main dans la main la création d'un covidrome à Poissy[34]. Tout est bien qui finit bien. Le maire de droite macron-compatible et le médecin de gauche libéral trouvaient un terrain d'entente.

Depuis, on avait gardé le contact, avec Lehmann, et échangé sur des sujets qui n'avaient plus grand chose à voir avec la

---

33 https://francais.medscape.com/voirarticle/3602305

34 https://www.facebook.com/watch/?v=523240054897112

médecine. Comme l'extrême-droite par exemple. J'avais signé un papier sur des extrémistes de droite (pour *Vice*) et j'avais interviewé à cette occasion Bernard Cassen, ex communiste qui avait viré islamophobe radical. Lehmann l'avait connu, avant sa mue. On en avait parlé. On avait aussi discuté du cas d'une journaliste de Poissy, qui s'était fait virer pour un tweet de son journal, *La Gazette en Yvelines*. Lehmann était mêlé indirectement à cette affaire, puisque la journaliste répudiée avait regretté, dans un tweet qui allait lui être fatal, de n'avoir pas pu passer dans son canard une interview du médecin justicier de Poissy. Puis, plus rien, sinon des échanges aimables sur Twitter, où le médecin du 7.8 était à tu et à toi avec votre serviteur. Jusqu'à cet article sur Barraud.

Dès sa publication, Lehmann rejoignait le camp de mes harceleurs (le camp du bien), avec beaucoup plus de finesse que Barraud, en déplorant, par exemple, l'emploi du néologisme « médicosphère, » de mon cru, dont je suis assez fier. Puis, une fois la shitstorm passée, Lehmann me hélait de nouveau, sur Twitter, cette fois-ci en me vouvoyant. Le poète MG prenait ses distances.

C'est que j'avais passé la ligne jaune ; j'avais contacté Laurent Mucchielli et ne m'en étais pas caché. Sociologue de la délinquance à la réputation établie, Mucchielli, depuis le début de la pandémie, adoptait un point de vue critique sur la politique sanitaire mise en œuvre en France. Il s'était rapproché de Didier Raoult et cela n'avait pas plu du tout au nouveau copain de Karl Olive qui le vouait aux gémonies. Quand j'évoquais, auprès de Laurent Mucchielli, le nom de Lehmann, le sociologue poussait un cri d'orfraie : *« Ce type est totalement hystérique »,* me lâcha-t-il, avant de clore le débat.

D'hystérie, auprès de moi, il n'y en eut point. Mais après avoir qualifié mes échanges avec Mucchielli de « naufrage », Lehmann décida de me bannir de ses followers, non sans me souhaiter *« Bonne chance. Sans ironie. Et adieu ».* Soit.

Je prenais désormais des nouvelles de Lehmann en lisant le quotidien *Libération.* Il y tenait un carnet, celui d'un médecin sous Covid. C'est à ce titre, comme je l'ai écrit précédemment, que Lehmann fit l'apologie de Damien Barraud, et cassa du sucre sur le dos de Raoult. Pourquoi pas.

Mais je fus surpris de lire que cet opposant déclaré du professeur marseillais se targuait de publier, au printemps 2021, une enquête sur les dessous de la facturation des séjours à l'institut hospitalo-universitaire de Marseille[35]. Comment un opposant déclaré au professeur Raoult pouvait-il publier une enquête *« objective »* et *« journalistique »* sur son ennemi déclaré ? N'était-il pas juge et partie ? Comment *Libération* pouvait-il se prêter à pareille arnaque ? J'en restais

---

[35] https://www.liberation.fr/societe/sante/hydroxychloroquine-si-on-mavait-prevenu-du-tarif-de-lhospitalisation-je-ny-serais-meme-pas-alle-20210310_YCN2NUE7ENC7DJWETRQN55EVIY/

bouche bée. J'étais d'autant plus scandalisé que toute la presse écrite reprenait en cœur les pseudo-révélations du docteur francilien, sans sourciller. En gros, Lehmann écrivait que, pour se faire du pognon, Raoult avait volontairement fait passer de simples consultations Covid pour des hospitalisations de jour, bien mieux rémunérées par l'assurance maladie. Le même Lehmann ira revendre sa bouillabaisse dans l'émission *C à vous* le 15 mars 2021[36].

À l'instar du professeur Raoult, le médecin généraliste retraité posa en blouse blanche (toujours ce goût pour le paraître), histoire d'induire le téléspectateur en erreur, en lui laissant croire qu'il était médecin hospitalier, et pourquoi pas professeur… Dans le même reportage, Wargon (toujours la même fine équipe), donnait son avis sur ces consultations de jour au tarif excessif du professeur Raoult. La manipulation est à son comble : deux militants anti-Raoult — et c'est leur droit le plus légitime — se faisaient passer pour des spécialistes de la facturation hospitalière (ce qu'ils ne sont assurément pas), afin de dézinguer leur ennemi juré. Une manipulation médiatique avec l'assentiment de *France 5* et de *Libération*, OKLM.

L'IHU devait se fendre d'un communiqué laconique pour mettre fin à ces rumeurs, qualifiées d'enquête par *Libé*, en

---

36 https://www.youtube.com/watch?v=_-iJUt6yIDI

rappelant que les facturations de l'IHU étaient versées non pas à l'institut mais directement à l'AP-HM. Raoult n'avait aucun intérêt, donc, à truquer sa facturation. Pour peu, d'ailleurs, qu'il ait été compétent en la matière. Mais peu importe. Après l'avoir encensé, la presse devait descendre le savant de Marseille : nous étions rentrés dans l'ère du Raoult bashing, et Lehmann se pourléchait les babines. Il prenait la lumière, au détriment de Raoult, avec ses histoires de fraude à la facturation.

Christian Perronne, pour avoir dénoncé, de la même manière, des malversations de ses confrères en matière de facturation hospitalière, a eu droit, lui, à une plainte du conseil de l'ordre des médecins…

Mais la mise en scène orchestrée par Lehmann la plus scandaleuse et drolatique devait survenir un mois plus tard. Le même médecin de Poissy, accompagné du réa messin, Barraud pour ne pas le nommer, faisait de nouveau parler de lui au détour d'un documentaire diffusé sur *RMC*, *« La Face Cachée de Didier Raoult : Les dessous d'une incroyable controverse »*. Comme son titre l'indique, ce documentaire s'était fixé pour objectif de dévoiler la part sombre du scientifique chloroquinolâtre. Lehmann et Barraud, qui avaient dû, avant de passer devant la caméra, prendre quelques cours d'art dramatique chez Actor studio, vinrent dénoncer *« le plus grand scandale scientifique et médical »* de ce siècle. Surtout, les deux impudents médecins, à grands renfort lacrymal, étalèrent les menaces de mort dont ils avaient été victimes sur Twitter. J'étais éberlué. Ces trolls médicaux qui passaient leur temps à insulter venaient, sous l'objectif de la caméra tenue par des journalistes naïfs, se plaindre de ce que leurs insultes leur causaient quelques désagréments. Bien sûr, dans ce docu', aucun de ces médecins n'égrenaient leur prose sordide, qui avaient dû, comme un boomerang, provoquer des envies de meurtre chez les thuriféraires de l'IHU Méditerranée. Citer les tweets dégueulasses de Barraud et Lehmann aurait pourtant permis de contextualiser la plainte déposée par les deux tartuffes. D'autant que, chez Lehmann, la haine qu'il vouait à Raoult ne datait pas d'hier. Cela faisait au moins cinq ans que le médecin généraliste détestait ouvertement le professeur marseillais. En remontant la TL sur Twitter de Lehmann, je découvrais qu'il vilipendait Raoult non pas depuis l'affaire de l'hydroxychloroquine, mais au moins depuis 2015 :

🐦 *« J'ouvre bouquin du nouveau grd professeur mal peigné qui décoiffe: dénonce le fait que garçons ne soient pas vaccinés par GARDASIL. FuckOff. »*

Marrant de constater qu'à l'époque, Raoult prônait la vaccination pour tous, quand Lehmann la conspuait... Tout du moins pour ce qui est du Gardasil®. En 2016, Lehmann remit les plats, dans la détestation de celui qui n'était pas encore à la tête de l'IHU. En cause : une chronique de Didier Raoult, publiée dans *Le Point*, pour soutenir la candidature de Douste-Blazy au poste de président de l'OMS. Lehmann n'y voyait là que vile flagornerie :

> « @lepoint adore les grands professeurs ouate le fukke, cf Didier Raoult en extase devant Douste-Blazy. »

Deux ans plus tard, Douste-Blazy faisait son entrée au conseil d'administration de l'IHU… L'ancien maire de Lourdes et candidat malheureux à la présidence de l'OMS lança aussi une pétition, au printemps 2020, pour autoriser la prescription d'hydroxychloroquine contre la Covid, et fut l'un des plus fervents soutiens de Raoult pendant cette première année de pandémie… Renvoi d'ascenseur entre puissants de ce monde…

Pour en revenir à l'obsession de Lehmann pour Raoult, il faut attendre février 2020 pour que le romancier médical commence par qualifier d'irresponsables les propos du président de l'IHU quant aux bienfaits de l'(hydroxy)chloroquine contre la Covid. Lehmann verse ensuite dans le lyrisme ordurier — chassez le naturel, il revient au galop — dès la fin du mois de mars 2020, pour évoquer Douste-Blazy, défenseur devant l'éternel du traitement de Raoult :

🐦 « *Vieille merde, avec toutes les casseroles qui te pendent au cul tu donnes un avis médical en blouse ? On parle du Vioxx, de Servier, de l'option référent, de l'homéo, de ton poste de personnalité qualifiée (en massage cardiaque assis) chez Raoult ?* »

Les gerbes de haine à destination des puissants mandarins ne vont pas sans crachats de gros glaviots de dégoût sur les gens sans grade et sans diplôme. Ce complexe de supériorité est assez commun chez de nombreux médecins sur la toile, souvent plus ou moins proches des #Nofakemed. Lehmann, tout gauchiste qu'il fut, céda ainsi sans encombre au mépris de classe :

🐦 « *Ce n'est pas la première fois qu'on affronte des mecs qui ne savent pas lire, et adorent des gourous.* »

Et puis, aussi, un grand classique, l'insulte pipi-caca digne de l'esprit carabin :

🐦 « *corentin, tu parles à ta cuvette de chiottes ? C'est pour un ami.* »

Il y eut aussi le mode dérision scabreuse :

🐦 « *Didier Raoult, rebouteux de Marseille, Grand vainqueur du tournoi de pétanques d'Aix en Provence, Concepteur de la potion de guérison des verrues plantaire, Auteur de la vidéo YouTube "Il n'y a pas de réchauffement climatique"* ».

Mais l'ironie mordante ne va pas sans coup de sang vulgaire et bien viriliste, comme il faut, quand il s'adressait à Yvan Rioufol :

🐦 « *Si tu fermais ta gueule, tocard ?* »

À la soupe d'injures, tout le monde eut droit à sa louche, Perronne y compris :

🐦 « *Oui mais ca permet à Perronne de se faire passer pour Albert Schweitzer, au lieu… d'un baltringue crapoteux, en fait.* »

Et puis, d'une pierre deux coups, Lehmann se foutait de la gueule, dans un seul tweet, de Perronne et de Raoult :

🐦 « *Demi-Finale Pangolin d'Or du Covidiot Médecin. Didier "Je suis l'Elite à trottinette et ça passe par les mains sans deuxième vague et j'ai jamais recommandé ce* médicament" RAOULT contre Christian "Un Covid c'est le jackpot, ils ont tué mon beau-frère pour l'Euromillion" PERRONNE. »

La députée et psychiatre Martine Wonner, opposante radicale à la politique sanitaire du gouvernement, eut droit à une allusion peu gracieuse :

🐦 « Martine Wonner est une *********". »

Martine fut aussi gratifiée de blagues scatologiques :

🐦 « Martine « Je répands du purin au Quai d'Orsay » Wonner vs Donald "Un petit lavement à la Javel et on n'en parle plus" Trump. »

Ou encore :

🐦 « Martine Wonner, grande propagatrice de l'épandoir à purin de Westchester. »

Et pour finir, un grand classique, la psychiatrisation de la psychiatre :

🐦 « Martine Wonner est une raoultienne barrée de longue date. Mais ne t'inquiète pas. L'ordre des médecins veille. »

Et caetera, et caetera. Entendons-nous bien : il n'est pas ici question de prendre le parti de Martine Wonner, de Didier Raoult ou de Christian Perronne. Mais seulement de comprendre d'où provient la violence sur les réseaux sociaux, dont s'estiment victimes les Lehmann et autres Barraud. Car, bénéficiant d'une surface sociale que n'ont pas les twittos anonymes avec qui ces médecins s'échangent quotidiennement des insultes, les deux médecins, bras dessus, bras dessous, s'en vont poser en victimes de menaces de mort, dans ce documentaire télévisé. Bien évidemment, aux journalistes qui ne connaissent pas leurs excès sémantiques sur la toile, ils présentent l'un et l'autre une image d'angelots, de bienfaiteurs de la médecine, de sauveurs de patients Covid en lutte contre de méchants obscurantistes, risquant leur vie pour faire progresser la science. *« Damien Barraud, praticien au CHR Metz-Thionville, avait émis de très vives réserves sur la fiabilité des études de celui qui était présenté comme le messie face à la Covid 19. Face au tombereau d'insultes et de menaces dont il est victime sur les réseaux sociaux, il vient de saisir la justice »,* écrit ainsi *l'Est républicain*, qui est tombé dans le panneau des deux trolls médicaux. Alors que le vrai chapô de cet article de *l'Est républicain* aurait dû être : *« Damien Barraud s'est fait une spécialité du trollage des partisans de Didier Raoult, et ne lésine pas sur les insultes, diffamations, injures publiques, pour imposer son point de vue. Des twittos ont eu le malheur de jouer dans la même cour que lui, en lui renvoyant ses insultes à la gueule, dans un effet boomerang du plus bel aloi. Ce dernier, vexé de ne pouvoir harceler en paix, a décidé de saisir la justice.* »

CONSEIL DU DÉSORDRE

Malgré (ou à cause de) la suspension successive de tous ses comptes, Barraud continuait de sulfater sur Twitter, comme mu par un instinct destructeur et sadique.

Accro à l'expression de sa haine en ligne, il ouvrait de nouveaux comptes dès que Twitter France décidait de suspendre sa logorrhée pestilentielle. Avec son dernier compte, @DamienBarraud, le réa assumait enfin son identité, tout simplement. C'est avec ce nouveau profil que le réa rageux aborda sa dernière ligne droite sur Twitter.

Alors que dans la presse locale, le Barraud jouait les vierges effarouchées en étalant sa plainte contre les méchants trolls qui le menaçaient de mort, il mitraillait de plus belle sur Twitter. Ainsi, il ratonna une de de mes consœurs, Sophie Manelli, qui eut le tort, aux yeux de Barraud, de consacrer un article à la guerre des mots que se livraient les médecins sur Twitter. Il l'accusa tout simplement d'avoir fait un article à charge contre son auguste personne, au motif que le père de Sophie Manelli était chef de réa à l'APHM, et considéré comme un proche de Raoult, tout du moins par Barraud. Un cas flagrant de diffamation. Mais plutôt que de recourir à la justice, Sophie Manelli préféra ironiser :

🐦 « *Oulala @DamienBarraud, ça va pas mieux on dirait les bouffées délirantes ? Prenez soin de vous.* »

Puis, plus sérieuse, la consœur conjurait Barraud de ne pas tenter de la harceler, ni même de l'insulter :

🐦 « *Merci de laisser mon père en dehors de vos puérils règlements de comptes avec Chabrière. Oui j'ai écrit un article sur vos minables échanges d'insultes, indignes de votre corporation. Nombreux sont vos confrères qui partagent cet avis. Fin de l'épisode.* »

Mais il arrive aussi que le réa fou se lasse de ses proies favorites, et aille s'attaquer à de nouvelles victimes, fraiches et dodues : les étudiants en médecine.

Rédacteur en chef adjoint d'un canard d'étudiants en médecine et de jeunes médecins, j'ai eu à couvrir de nombreuses actualités dramatiques au sujet de ces étudiants harassés de travail, exploités dans les hôpitaux, harcelés par leurs supérieurs hiérarchiques. Malheureusement, ces

211

brimades et mauvais traitements se soldaient, parfois, par des suicides. Aussi, je faillis vomir quand je découvrais la dernière œuvre de Damien Barraud, en ligne :

🐦 *« Voila le niveau des externes de D4. Ces moitiés de débiles s'occuperont de vos parents, de vos enfants, et peut-être de vous pas plus tard que l'an prochain. Je crois que je vais me tatouer NTBR (ne pas réanimer, NDLR) pour éviter d'avoir affaire à eux. »*

Pourquoi tant de haine ? Tout simplement parce que des étudiants en médecine s'interrogeaient sur l'utilité de passer des heures à bachoter des QCM qui, dans la vraie vie, ne servent pas à grand-chose, sinon à les faire ployer sous une charge de travail aussi inutile qu'harassante...

Pour Barraud, ce genre de remise en cause du bien-fondé des études de médecine ne pouvait être le fait que de « débiles », alors même que le ministère de la Santé avait engagé une réforme profonde des études de médecine, des premier, deuxième et troisième cycle, pour répondre aux attentes des étudiants. Ce tweet insultant de Barraud lui valut une bronca des étudiants en médecine, que Barraud bloqua, sans s'excuser.

Après avoir viré les externes de sa timeline, Barraud, toujours pour se divertir, se tourna vers un autre genre de proie : le syndicaliste. Tout entier empêtré dans son idéologie individualiste, élitiste et viriliste, Barraud n'a que mépris pour l'esprit même du syndicalisme. Mais il est difficile de cracher sur les syndicats à la manière d'un Riofoul, pour Barraud, qui veut passer (aussi) pour un progressiste. N'oublions pas qu'il fait partie du « camp du bien ». Alors, il a trouvé la parade : il encense le principe même du syndicalisme, tout en défonçant l'un de ses principaux représentants dans la profession médicale : Christophe Prudhomme.

Cet urgentiste à l'hôpital Avicenne (93), élu CGT, est aussi la bête noire de Wargon le Mac-Carthy-des-établissements-hospitaliers-à-ses-heures-perdues (elles sont nombreuses). Barraud devait lui régler son compte, après que ce dernier avait déclaré que le SarsCov2 « n'est pas trop mortel ». Voici la réponse de Barraud Damien :

🐦 *« Le syndicalisme c'est bien. Nécessaire. Le problème est que quand tu ne fais plus que ça, tu ne fais plus de médecine. Et quand tu ne fais plus de médecine, de terrain, tous les jours, tu deviens nul. Et plus tu es nul avant, plus vite tu deviendras encore plus nul. »*

Encore une fois, répétons-le : rien de ce que dit Barraud n'aurait d'importance s'il n'était suivi et encensé par une partie non négligeable du corps médical. Comme l'a si bien fait remarquer une interne qui avait relevé son indélicatesse vis-à-vis des étudiants en médecine :

🐦 *« Ce ne serait pas aussi grave s'il n'était pas aussi élu à l'Ordre. »*

Car Damien Barraud, après avoir pulvérisé à maintes reprises tous les principes de confraternité, s'est bel et bien fait élire à au conseil départemental de l'ordre des médecins de son coin, en Moselle. Avant janvier 2021, date de son élection, il disait (ou plutôt il écrivait) pis que pendre de l'Ordre des médecins…

Pour parvenir à se faire élire, il faut recueillir l'assentiment de ses pairs : preuve que les méthodes de Barraud sont approuvées par une majorité des médecins. D'ailleurs, Barraud, dont l'une des seules qualités est la transparence, ne s'en est pas caché, puisqu'il a confié dans un tweet avoir reçu les encouragements, pour ses méthodes musclées online, du président du CDOM 57, le docteur Laurent Dap, comme nous l'avions écrit plus haut.

Quoi qu'il en soit, son élection, en tant que suppléant, au CDOM 57, reste en sursis, puisqu'il doit répondre de trois plaintes contre lui, dont celle du docteur Hervé Kael, maire adjoint de Nice, comme nous l'avons écrit. Il ne semble pas non plus déranger outre mesure le conseil national de l'ordre des médecins, malgré ses violations répétées du code de déontologie médicale : aucune plainte du Cnom n'a été déposée contre lui.

Rappelons comment fonctionne, de manière schématique, la justice ordinale. N'importe quel quidam, ou médecin, peut saisir la chambre disciplinaire du conseil départemental de l'Ordre où exerce le médecin poursuivi ; la chambre départementale a alors l'obligation d'instruire le dossier. Voilà pourquoi Wargon, ou encore Barraud, par exemple, sont actuellement poursuivis par les chambres disciplinaires de leur Ordre : parce qu'une plaignante, ou des médecins, ont déposé des plaintes, et que ces plaintes doivent obligatoirement être instruites. Cela n'augure pas, pour autant, de la condamnation de Wargon ou de Barraud. Dans de rares cas, et pour des affaires d'envergure nationale d'une rare gravité, le conseil National de l'Ordre des médecins peut s'autosaisir et porter plainte contre un ou des médecins. Pas une seule fois, donc, le Cnom n'a souhaité poursuivre Barraud, Lehmann, Wargon, Flaysakier, Peiffer, ou d'autres médecins #Nofakemed pour leurs insultes répétées, leur harcèlement, leur diffamation contre leurs confrères, rapportées ici.

Interrogé sur ce laxisme, le Conseil de l'Ordre n'a pas souhaité répondre à mes questions. Mais l'on peut raisonnablement supposer que si Barraud ou Wargon, et d'autres ne révoltent pas le Cnom, c'est parce que l'institution et les trolls médicaux ont les mêmes cibles à abattre. Ce sont des alliés objectifs. Tous convergent (Barraud, Wargon, Hirsch, Smadja, le Cnom, la Spilf...) pour tirer à vue sur la même cible : l'IHU !

Dès le mois de décembre 2020, le Conseil national de l'ordre des médecins (Cnom) portait plainte contre six médecins, dont les deux bêtes noires de Barraud, les professeurs Perronne et Raoult. On reprochait, une fois de plus, au professeur Raoult d'avoir fait la promotion de l'hydroxychloroquine, et au professeur Perronne d'avoir insinué que des médecins s'enrichissaient grâce aux consultations de Covid 19. Quatre autres médecins devaient subir les foudres du Cnom : le professeur Henri Joyeux, le docteur Nicolas Zeller (coupable d'avoir prescrit de l'azithromycine), le docteur Rezeau-Frantz (coupable d'avoir prescrit des antihistaminiques) et le professeur Nicole

Delepine, devenue avec son époux, selon les dires du *Parisien*, l'égérie des antivaxx[37].

Le Cnom devait récidiver en juillet 2021 et porter de nouveau plainte contre dix autres médecins, ennemis jurés, eux aussi, de Barraud et des #Nofakemed. Les deux têtes d'affiche de cette nouvelle liste noire de l'Ordre des médecins sont Louis Fouché et Martine Wonner. Louis Fouché, anesthésiste-réanimateur à Marseille, a créé le collectif Réinfo Covid, dont l'objet est de proposer une politique de prise en charge alternative de la pandémie. Je l'avais repéré dès le mois de juin 2020, alerté par des médecins qui s'inquiétaient des dérives de ce jeune médecin. Parmi les premiers journalistes, j'avais mis en exergue la sémantique partagée par Fouché avec des confusionnistes provenant pour la plupart de l'extrême-droite, et le lui avais fait remarquer dans une interview qu'il m'avait accordée. Avoir signé plusieurs articles sur Fouché m'avait valu de me faire taxer de « connard » par Barraud, qui se foutait de la liberté de la presse comme de son premier dispositif tubulaire.

Martine Wonner, psychiatre et députée, est aussi une fervente opposante à la politique sanitaire du gouvernement. D'abord élue avec l'étiquette de La République en marche, elle fut

---

37 https://www.leparisien.fr/societe/raoult-et-perronne-dans-le-viseur-5-minutes-pour-comprendre-la-plainte-de-l-ordre-des-medecins-22-12-2020-8415624.php?ts=1644334684397

rapidement exclue, en avril 2020, du groupe parlementaire de la majorité présidentielle, pour s'être opposée au plan de déconfinement proposé au vote. Le marchisme est un nouveau stalinisme. Le Cnom lui reproche pour sa part d'avoir promu la liberté de prescrire des médecins (notamment de l'hydroxychloroquine), d'avoir émis des critiques sur l'utilité du port du masque, mais aussi sur la politique vaccinale du gouvernement... Parmi les nouvelles cibles à abattre du Cnom figurent aussi, outre le professeur Luc Montagnier, plusieurs généralistes : les docteurs Peter El Baze, Vincent Reliquet, Denis Agret, François-Xavier Richez et deux praticiens de la Réunion, les docteurs Antoine Venault et Hélène Bouscal. Le docteur Laurent Montesino, anesthésiste-réanimateur, complète cette liste, nous apprend le site Egora. Les trolls médicaux — Wargon, Barraud, Marty, Lehmann, etc. — qui terrorisent tous ceux qui ne pensent pas comme eux peuvent dormir sur leurs deux oreilles : le Cnom, *Le Monde*, *Libération*, *BFM*, la police, la justice, pensent comme eux. Allez savoir pourquoi...

LA MORT SOCIALE

Je l'avais goûté, cette mort sociale, bien avant tout le monde - lorsque Wargon, Flaysakier et Peiffer-Smadja, à force de harcèlement et de campagne de diffamation sur Twitter, avaient réussi à avoir ma peau - pour avoir osé lancé une enquête sur les insultes, diffamations et autres divagations que Twitter France reprochait à Barraud & cie.

Mais si j'avais été l'un des premiers à subir les foudres de l'establishment sanitaire, je ne serai pas le seul à souffrir de l'intolérance et de l'autoritarisme des petits patrons de la santé en France, sous Macron. La charrette des conjurés du Covid allait se remplir à un rythme effrayant. J'avais juste ouvert le bal.

Tel un Fouquier-Tinville au petit pied, Martin Hirsch, directeur général de l'AP-HP, allait orchestrer les décapitations en place publique. Premier à subir les foudres du haut fonctionnaire, le professeur Perronne.

Quoi qu'on puisse penser de ces prises de position, le professeur Perronne ne les a jamais mêlées avec l'exercice de ses responsabilités hospitalières. C'est pourtant es qualités de

219

chef de service à l'hôpital Raymond Poincarré de Garches (95) que Perronne va être sanctionné : Hirsh lui a retiré sa chefferie de service le 17 décembre 2020, comme nous l'avons détaillé, pour le punir d'avoir mis en cause des médecins soupçonnés de s'être enrichi avec la Covid, pour avoir critiqué une étude de Nathan Peiffer-Smadja, et pour avoir promu l'hydroxychloroquine comme traitement contre cette maladie. Est-il besoin de rappeler que Martin Hirsch, dans cette affaire, est juge et partie, puisqu'il est lui-même poursuivi pour diffamation par Didier Raoult, le promoteur de l'hydroxychloroquine ? Non content de s'être fait la peau de Perronne, Hirsch allait aussi s'attaquer à Kierzek, dont les positions allaient à l'encontre de la doxa sanitaire du gouvernement. À deux reprises, en mars 2021, la direction de l'AP-HP adressait des avertissements écrits à l'urgentiste, médecin star du groupe TF1. Sans que cela n'eut d'effet…

Mettre fin à la carrière de Perronne et enquiquiner Kierzek n'allait pas suffire à Martin Hirsch pour assouvir sa vengeance contre le professeur marseillais qui avait osé le ridiculiser, en prenant comme témoin la France entière. Il lui fallait le scalp du druide phocéen.

Car tout est question d'égo dans cette affaire. Si Raoult n'a jamais gardé secret l'amour qu'il porte à son auguste personne, Hirsch, beaucoup plus réservé, semble tout autant se kiffer. Aussi, il a dû vivre comme une véritable blessure narcissique le fait que le professeur Raoult dise publiquement que le patron de l'APHP ne connaissait pas les stats de mortalité à la Covid de l'établissement qu'il dirige[38].

Un an plus tard, en juin 2021, Hirsch semblait enfin tenir sa vengeance : l'un de ses anciens adjoints, François Crémieux, venait d'être nommé directeur général de l'Assistance publique des hôpitaux de Marseille (APHM). En gros, patron de Didier Raoult. Dès le mois de juillet, des proches de Didier Raoult, sur les réseaux sociaux, faisaient état de la gêne qu'éprouvait l'hydroxy-professeur à travailler avec l'ancien adjoint de celui qu'il poursuivait en justice.

Dès le mois d'août, le professeur Raoult était rappelé à l'ordre par son nouveau tuteur en chef, François Crémieux, sur Twitter. Après que le directeur général de l'IHU[39] a félicité le Conseil de l'ordre des médecins pour avoir rappelé que tous les patients, avec ou sans passe sanitaire, méritaient d'être soignés, le nouveau DG de l'APHM, comme pour l'humilier, publiait un tweet pour rappeler que Didier Raoult ne bénéficiait d'aucun passe-droit et devait se conformer à la loi de gestion de la crise sanitaire, qui soumettait certains usagers

---

38 https://www.lemonde.fr/sante/article/2020/07/30/didier-raoult-porte-plainte-contre-martin-hirsch-pour-denonciation-calomnieuse_6047719_1651302.html

39 https://twitter.com/raoult_didier/status/1424713870426378240

hospitaliers à la présentation d'un passe sanitaire pour pouvoir accéder aux services des établissements de santé : *« L'IHU se conforme aux mêmes principes que tous les services de l'AP-HM. Et c'est bien ainsi. 1) le passe sanitaire (mis en œuvre à l'IHU comme ailleurs) et 2) les soins pour tous. »*

Puis, ce fut l'emballement. Dans sa vidéo hebdomadaire de mi-août, Raoult confiait que le nouveau DG de l'APHM le plaçait en difficulté : *« Je redoute que le nouveau directeur général (de @aphm_actu) ne nous autorise à soigner les gens à l'@IHU_Marseille comme nous le faisions auparavant. »* Crémieux, dans un entretien au *Monde*, lui répondait en annonçant vouloir se débarrasser du DG de l'IHU pour lui choisir un successeur[40]. Une sortie audacieuse contre un homme dont la popularité était à son zénith. Les zélotes de Raoult n'allaient pas tarder à exprimer leur courroux, d'ailleurs, en allant taguer le samedi 4 septembre, lors d'une manifestation anti-passe sanitaire, l'appartement, à Marseille, d'un homonyme de François Crémieux. Ce dernier, en réplique, déposait plainte. D'autres accusaient le professeur Raoult d'avoir jeté de l'huile sur le feu, notamment lors de son passage le 30 août dernier dans l'émission *Touche pas à mon poste*, pour avoir déclaré : *« Moi*

---

40 https://www.lemonde.fr/planete/article/2021/08/18/a-marseille-les-partenaires-de-l-ihu-veulent-accelerer-le-depart-de-didier-raoult_6091763_3244.html

je serai plus inquiet pour le DG que pour moi, si quelqu'un doit être inquiet c'est lui, il devrait se calmer, car les Marseillais…»

Sentant le vent du boulet, et ne voulant endosser l'habit du bouc émissaire, Didier Raoult s'est empressé de dénoncer les actes d'intimidations menés contre François Crémieux, n'hésitant pas à afficher sa solidarité avec son Brutus : *«Je n'approuve aucune menace et aucun harcèlement. Je suis donc solidaire du Directeur général de l'AP-HM, qui a eu raison de porter plainte comme nous l'avons fait dans les mêmes circonstances.»* In fine, crocodile au cuir épais, Didier Raoult, qui était promis à une retraite de DG avant la fin de l'année, restera en poste au moins jusqu'à l'été 2022....

Comme tout entier dévolu au récurage des écuries d'Augias, Crémieux ne s'est pas uniquement contenté de signifier à Raoult qu'il était devenu *persona non grata* au sein de l'établissement qu'il avait fondé. Il a aussi jeté l'anathème sur le docteur Louis Fouché, qui avait déjà été convoqué par l'ancien DG de l'APHM et le président de la CME dudit établissement en novembre 2020, sans qu'il soit sanctionné[41].

Avec Crémieux, c'est plus la même chanson. Dans un entretien accordé à *La Provence*, le nouveau patron des

---

41 https://www.whatsupdoc-lemag.fr/article/cette-convocation-pense-dr-louis-fouche-covid19-hydroxychloroquine

hôpitaux de Marseille se faisait plus menaçant à l'encontre du réanimateur et fondateur du collectif Reinfo-covid : *« J'ai déjà été amené à alerter le docteur Fouché que son comportement était fondamentalement contraire à de nombreux principes qui fondent l'éthique de l'AP-HM, par exemple la collégialité, la démonstration scientifique des prises de positions ou encore la publication de ces positions pour permettre justement le débat contradictoire. »* Conscient que sa tête était mise à prix, le docteur Fouché demandait une mise en disponibilité d'un an, qui lui fut accordée sans barguigner. Pas sûr qu'il retourne exercer, un jour, à l'APHM... Last but not least : le chemin de croix de Laurent Mucchielli. Sociologue reconnu, adulé par la gauche pour ses enquêtes critiques sur les chiffres de la délinquance, il fut soudainement marginalisé, traité comme un renégat, par ceux-là mêmes qui le citaient il y a encore quelques mois de cela : *Le Monde*[42], *Libération*[43], *Mediapart*[44]... Son tort ? Avoir appliqué aux statistiques de la Covid le même œil critique que celui qu'il posa sur les datas de la délinquance en France. Sa punition ? Il fut mis au ban de

---

42 https://www.lemonde.fr/societe/article/2021/08/24/le-sociologue-laurent-mucchielli-rappele-a-l-ordre-par-le-cnrs_6092249_3224.html

43 https://www.liberation.fr/checknews/2020/12/18/qu-est-ce-que-bas-les-masques-ce-nouveau-media-qui-entend-fournir-une-information-deconfinee_1808806/

44 https://blogs.mediapart.fr/enzo-lolo/blog/261021/lettre-ouverte-mediapart

l'intelligentsia de gauche dont il est, pourtant, l'un des plus fidèles représentants.

Le CNRS, son employeur, allait publier un communiqué pour se désolidariser de ces prises de position, Mediapart se décidait à censurer ses billets sur son blog qu'héberge le média de Plenel... Il n'est pas jusqu'à la FCPE (fédération des conseils de parents d'élèves) dont Mucchielli préside le conseil scientifique, qui n'ait été secouée par la chasse à l'homme dont a été victime le sociologue[45]...

---

45 https://www.lemonde.fr/societe/article/2021/10/06/quatre-demissions-au-sein-du-conseil-scientifique-de-la-fcpe-dirige-par-laurent-mucchielli_6097393_3224.html

IRL (IN REAL LIFE)

Dans la vraie vie, les médecins confrontés à la pandémie étaient plus discrets que sur Twitter. Moins grande gueule, confrontés aux patients en souffrance, ils frôlaient les murs de leurs hostos. Quasiment fantomatiques dans les services où on les attendait. J'ai pu le constater, de visu, au travers de la prise en charge d'une petite dame que j'ai eu la chance de connaître avant qu'elle ne nous quitte.

Cette petite dame était la mère de mon amie. Elle ignorait tout des batailles aussi ridicules que cruelles que se livraient les médecins sur les réseaux sociaux, mais elle connaissait par cœur la liturgie catholique. C'est ce qui lui a maintenu le dos droit, en France, durant toutes ces années d'exil. La foi. Jésus-Christ. Et tout ça. Contre le corona, elle priait, sans cesse, et se claquemurait chez elle. Quand elle sortait, elle n'oubliait pas de mettre son masque et de prendre son crucifix, dès qu'elle passait le palier de son modeste appartement en périphérie de la capitale.

Courant mars, la petite dame qui, adolescente, avait échappé aux envies libidineuses d'un quelconque dictateur africain ami de la France, s'est mise à tousser. Craintive, elle avait consulté son médecin généraliste, en congé. Elle avait été auscultée par un jeune remplaçant, qui lui avait prescrit du doliprane®, et du repos. Il avait dû la rassurer en lui susurrant qu'il ne s'agissait guère que d'une gripette, rien de pire. Elle l'avait écouté et avait continué à tousser, de plus en plus fort, sans lâcher son crucifix. Le médecin généraliste n'avait pas pensé lui prescrire un test PCR, c'est bête. Mais en ce temps-là, Véran avait décrété que cela ne servait à rien de dépister systématiquement.

Et puis, sa vue déclinant à l'âge de 73 ans, elle s'était rappelée qu'elle devait se faire opérer de la cataracte. Elle avait contacté le secrétariat du CHI de Montreuil, qui lui avait bien stipulé qu'il fallait, avant qu'elle ne se fasse prendre en charge, faire un test PCR, c'était la procédure, personne ne pouvait y couper. Elle s'y était pliée, car la petite dame n'était pas rebelle, loin de là. Et puis, le résultat tomba : elle avait chopé la Covid. C'était donc pour cela qu'elle toussait, sans arrêt, depuis une bonne quinzaine de jours. C'était pour cela qu'elle avait de plus en plus de mal à respirer. Mais pourquoi donc ce jeune médecin remplaçant, il y a deux semaines, quand elle l'avait consulté, ne lui avait pas prescrit un test PCR ? Ah oui, Véran avait dit que…

Peu importe, après tout, la dame était vaillante. Mais on lui avait quand même conseillé de se faire hospitaliser contre la

Covid. À son âge, mieux valait être prudent. C'est donc à pied que cette dame, retraitée de la ville de Paris, où elle avait occupé un poste de petite employée après le décès subit de son mari, atteint d'un cancer, se rendit au CHI de Montreuil, non pas pour se faire soigner de sa cataracte, mais pour se débarrasser de cette «gripette», que le jeune médecin remplaçant n'avait pas repéré.

Et puis, sur place, rien ne se passa comme prévu. La petite dame fut transférée d'urgence à l'hôpital Cochin, à Paris. On commençait à s'inquiéter, mais l'on nous dit : non, faut pas angoisser, à Cochin, ils sont équipés, ils vont bien la soigner. Bon.

Arrivée au cœur de Paris, dans un hôpital qui faisait la renommée à l'international de la France, la petite dame se vit d'abord infligée le masque à oxygène, au service des urgences. Puis, sans que l'on ne sache pourquoi, on la monta en soins critiques. Alitée, elle était encore consciente, quand mon amie organisa un facetime avec elle pour que je puisse discuter, et la rassurer, un peu. Elle s'inquiétait pour mon jeune chiot, qui allait d'otite en otite. Ce fut la dernière fois que je pus rire, un peu, avec elle. Car l'oxygène ne suffisant plus, les médecins décidèrent de la monter en réanimation. Mon amie commençait à sérieusement s'inquiéter pour sa maman. Mais gardait confiance.

Elle avait punaisé, dans sa chambre de réa, entre les moniteurs de surveillance, les débitmètres, les respirateurs, les échographes, les échocardiographes, les défibrillateurs... des photos de la famille, de son enfance, de sa vie. Pendant que les soignants décidaient de la placer dans le coma, de lui administrer du curare, de la retourner toutes les 16 heures sur le ventre et de l'intuber. En intraveineuse, on lui refilait des anticorps monoclonaux, paraît-il, qui allaient lui sauver la vie. Mais elle avait surtout choppé de nouvelles infections bactériennes, causées par l'intubation. Plutôt que de la soigner, la réa la tuait, à petits feux.

Après les infections bactériennes, la petite dame contracta une infection nosocomiale. Le calvaire dura deux mois, pendant lesquels les seuls interlocuteurs de sa famille furent des internes, des infirmiers, des aides-soignants. Pour finir, on lui diagnostiqua aussi un AVC...

Les médecins hospitaliers durant son calvaire étaient absents, dans l'un des hôpitaux les plus prestigieux de France, pour prendre en charge une nouvelle pathologie, qui avait mis l'humanité à genoux. Pas un médecin. Sinon par téléphone, deux minutes, pas plus, par semaine.

Ah si : au bout de deux mois, les médecins ont fait leur réapparition. Ils désespéraient du cas de la petite dame. Ses poumons étaient saturés, à plus de 80 %. Toutes les tentatives de réveil avaient échoué. Après deux infections bactériennes et une infection nosocomiale, la petite dame était HS, pour les médecins. La trachéotomie n'avait pas non plus fait son effet. Il fallait libérer la chambre, insistaient les médecins.

Dehors, Macron déconfinait, progressivement, le pays. Depuis le 19 mai, les terrasses, tout doucement, se réanimaient, tandis que la petite dame, progressivement, s'éteignait. Mais sa famille continuait à croire en son rétablissement, tandis que les médecins, de plus en plus véners, parlaient d'acharnement thérapeutique. Entre la famille et les médecins, le courant ne passait plus. Il fallait libérer des lits, montrer à la France en plein déconfinement que les réas se vidaient. L'enjeu du départ de la petite dame devenait politique.

Le chef de service, éminent professeur, président de la société française de réanimation, dut s'en mêler. Du haut de sa tour d'ivoire, il se fendit d'une lettre à la famille de la petite dame : « impasse thérapeutique... Les meilleurs soins ont été apportés avec les traitements reconnus à ce jour dans cette affection (corticoides et tocilizumab), ventilation protectrice, curarisation, décubitus ventral... trachéotomie... Nous sommes donc dans un échec... AVC... »

Le 28 mai, les médecins de manière abrupte débranchaient la petite dame. La France entamait la deuxième phase de son déconfinement. *« Nous y sommes ! Terrasses, musées, cinémas, théâtres... Retrouvons ce qui fait notre art de vivre. Dans le respect des gestes barrières »*, twittait le président. Adieu, petite dame.

PAS D'ARMISTICE

Après le départ de la petite dame, dont la mort se perd parmi les 119 000 autres décès du Covid en France, on apprenait celle de Jean-Daniel Flaysakier, le médecin qui avait voulu ma mort sociale, et sans qui je n'aurais certainement pas écrit cet ouvrage. J'étais prêt à contacter un avocat pour entamer contre lui des poursuites en justice, quand je vis apparaître son nom, le 11 octobre 2021, dans les tendances trend (TT) de Twitter : il venait de casser sa pipe, tout seul, à 70 ans, sur une plage des sables d'Olonnes en Vendée. Jean-Daniel était mort trop tôt, pour moi : je n'aurai pas pu faire reconnaitre par la justice le tort qu'il m'avait fait.

Si tôt sa mort connue, le cœur des pleureuses se mit à encenser le grand homme : fabuleux médecin, grand présentateur, journaliste hors pair à l'humour mordant, etc. Face à ce déluge d'hypocrisie, je me rappelais qu'il avait insulté, à la fin de sa vie, sur les réseaux sociaux, Esther Benbassa, Taha Bouhafs, Anasse Kazib, Houria Bouteldja, Maboula Soumahoro, Danièle Obono, moi-même... Pratiquement tous des militants antiracistes issus des secteurs les plus dominés de la société française... Cet homme de bien, encensé par tous les médias, était devenu un troll réactionnaire, pas si éloigné que cela, finalement, de l'extrême droite qu'il feignait de mépriser. Était devenu… Peut-être, d'ailleurs, l'avait-t-il toujours été. Je me permettais de le rappeler dans un tweet :

🐦 *« Flaysakier était devenu un odieux personnage sur les réseaux sociaux. »*

Aussitôt, des médecins #Nofakemed demandaient des comptes à certains de mes employeurs, leur suggérant, sur Twitter, de me virer, comme l'avait fait, en se pissant dessus, les patrons de *What's up Doc*, Matthieu, Alice et Marc. Mais, comme l'avait écrit Karl Marx, l'histoire se répète toujours une deuxième fois sous la forme d'une farce…

Damien Barraud, de son côté, après avoir écopé d'une nouvelle restriction de son compte le 2 mai 2021, était définitivement viré de Twitter début septembre de la même année. Ses disciples lançaient un nouvel hashtag pour sa réhabilitation, #rendeznousdamienbarraud, mais il n'y eut pas, cette fois-ci, de résurrection. Bien sûr, ses thuriféraires attribuèrent son éviction à un « raid des antisciences ». Bien sûr, le tweet qui avait valu cette fois-ci à Barraud de se faire éjecter était une blague au second degré, mal comprise par la modération de Twitter France. Mais n'est-ce pas justice, après lui avoir laissé passer des centaines de tweets tous plus répréhensibles les uns que les autres, sans qu'aucune sanction ne soit prise, ni par Twitter, ni par le Conseil de l'Ordre ?

Un autre influenceur de son camp du « bien », et non des moindres, se faisait définitivement suspendre : Docprimum aka docteur François Morel, ancien secrétaire général du collectif Nofakemed. Il s'était publiquement vanté d'avoir harcelé Stalec, un ancien adepte de Raoult. Mais son compte n'a pas été bloqué pour cette raison : il s'était permis d'insulter un twittos en lui demandant d'aller se faire cuire le cul, et la modération de Twitter n'avait pas apprécié. Les bonnes âmes, insulteurs à leurs heures perdues, comme le docteur Jérome Marty, poussèrent des sanglots pour que Docprimum et Damien Barraud soient réhabilités sur Twitter :

🐦 *« De plus en plus comptes font l'objet de raids de l'antiscience qui visent à les faire fermer par @TwitterFrance dont la modération est en dessous de tout. Cela doit cesser. #JeReste #covidiots soutien à @docprimum et Damien Barraud »*

Le même Jérome Marty qui dénonçait le harcèlement dont avait été victime son poteau le docteur Le Flohic, orchestrée par… Damien Barraud. La contradiction ne l'effraie pas plus que cela…

Dans la vie réelle, comme dans le prolongement du harcèlement qu'il subissait sur les réseaux sociaux (le quotidien *France Soir* devait d'ailleurs faire paraître une belle enquête sur les harceleurs anti-Raoult sur Twitter), le professeur Raoult faisait l'objet d'une nouvelle attaque en règle, initiée cette fois-ci non pas par *Libération*, mais par *Médiapart*, qui publiait un article à charge le 22 octobre 2021, intitulé *« IHU de Marseille : les ravages d'une expérimentation sauvage contre la tuberculose »*[46].

L'autrice de cet article met en lumière la tenue, depuis 2017, d'un essai clinique sauvage contre la tuberculose, au sein de l'IHU Marseille : *« Plusieurs patients, dont un mineur de 17 ans, ont eu de graves complications médicales provoquées par ce traitement »*, informe la journaliste autrice de ce papier. Mis en cause, le professeur marseillais niait l'instauration de tout essai clinique contre la tuberculose à l'IHU, mais reconnaissait qu'un traitement non conventionnel avait été prescrit à certains patients infectés, dans le cadre d'une prescription hors AMM, autorisée, dans certains cas, par le code de déontologie[47]. L'APHM lançait une enquête interne, et validait les

---

46 https://www.mediapart.fr/journal/france/221021/ihu-de-marseille-les-ravages-d-une-experimentation-sauvage-contre-la-tuberculose

47 https://www.conseil-national.medecin.fr/publications/communiques-presse/prescription-delivrance-medicaments-amm

informations publiées par Médiapart. L'ANSM pour sa part décidait de mener une inspection au sein de l'IHU et de porter plainte auprès du parquet.

Selon *Médiapart*, l'IHU ne peut prétendre à une prescription hors AMM, arguant que des traitements existent d'ores et déjà contre la tuberculose. Mais le professeur marseillais, dans une réponse donnée sur TPMP[48], justifiait l'utilisation de la molécule clofazimine, principal médicament mis en cause dans le papier de *Médiapart*, lorsqu'il s'agit de traiter des tuberculoses résistantes aux traitements classiques. *« 113 personnes ont été traitées contre la tuberculose, 96 étaient sensibles et ont été traités par des traitements tuberculeux banals, et 13 sont morts parce que malheureusement la tuberculose tue. 13 étaient résistants, qui ont été traités par ce traitement (mis en cause par Mediapart, NDLR) et aucun n'est mort. Et 4 patients qui n'ont pas été traités par notre protocole mais par un protocole utilisant ses médicaments et un patient est mort d'un cancer terminal avec arrêt des soins »*, a expliqué le professeur Raoult. Qui se posait aussi cette question : *« Comment donc des médecins ont-ils pu confier à la presse des dossiers confidentiels de patients ? J'espère bien que le procureur de la République fera toute la lumière sur cette histoire. »*

L'affaire semble donc plus compliquée qu'elle n'en a l'air.

---

48 https://www.dailymotion.com/video/x855t75

Nolens volens, *Le Monde*, sans attendre la conclusion des enquêtes en cours, à la fois de l'ANSM et de la justice, publiait un édito anonyme titré : « Système Didier Raoult : siffler la fin de partie. » Résumé : *« Les dernières révélations sur la façon dont l'institut marseillais et son directeur s'affranchissent des règles communes en matière d'essais cliniques confirment la nécessité d'une nouvelle gouvernance. »* Raoult est forcément coupable, et doit donc être viré au plus vite, selon le quotidien du soir, faisant écho aux demandes répétées de François Crémieux, nouveau DG de l'APHM et âme damnée de martin Hirsch, ennemi juré de Raoult.

Libération, sous la plume du militant anti-Raoult Christian Lehmann, ne s'embarrassait pas de plus de précautions (mais ça, on s'y attendait). Titré *« L'édifice Raoult se fissure enfin »*, le papier de Lehmann est une véritable ode à… Lehmann : *« Depuis le début de la crise du Covid, il aura donc fallu dix-huit mois — pendant lesquels les lanceurs d'alerte, une fois la sidération passée, se sont époumonés à tenter d'alerter les instances responsables de la santé publique en France, affrontant harcèlement, menaces, intimidations et attaques juridiques — pour que se fissure enfin la chape de plomb qui recouvre les irrégularités de fonctionnement de l'IHU sous l'égide de son directeur. »* Par « lanceurs d'alertes », Lehmann parle surtout de son action, à lui, à Barraud, à Wargon, etc. en endossant le beau rôle, sans évoquer les insultes, diffamations, harcèlement, dont ils se sont rendus coupables, et relatés dans cet ouvrage.

Quant à Mathias Wargon, justement, il continue seul sa vocation de « lanceur d'alerte », ou plutôt d'harceleur, ayant perdu sur Twitter deux de ses fidèles compagnons, Barraud (suspendu) et Flaysakier (décédé). Dernièrement, il avait de nouveau pris pour cible le docteur Arnaud Chiche qui, de retour sur la scène publique, a repris son combat pour l'ouverture de nouvelles négociations sur la revalorisation des métiers de la santé. Pour Mathias Wargon, Chiche est « dangereux », car c'est une girouette, capable de passer des Insoumis au Rassemblement national. Il défend l'hôpital public, tout en faisant de l'intérim médical, est mythomane, pour avoir affirmé sans preuve avoir fait un live avec Véran, etc. Bref ce serait un populiste qui exploite la colère des soignants pour se faire mousser. Réponse du principal concerné :

🐦 *« Il y a une sphère médicale proche de Macron dont le médecin qui me cite et pour éviter un vrai changement on discrédite le collectif santé en danger (Arnaud Chiche est fondateur de ce collectif). Nous sommes des démocrates, intelligents, et nous allons tout changer meme si Mathias est colère. Cependant, se faire qualifier de "dangereux" par un confrère sur un réseau social me semble anormal et j'aimerais avoir l'avis du @ordre_medecins »*

Peut-être, un jour, l'Ordre des médecins se décidera-t-il à mettre un terme aux agissements de cette ligue du LOL médical. Mais pour le moment…

Table des matières

AVERTISSEMENT AU LECTEUR 7
PAS DE BOL, PLUS DE TRAMADOL® 9
L'ENTRETIEN 13
L'OBSCUR RÉANIMATEUR 19
FAKEMED RENTRE EN SCÈNE 27
#WEWANTFLUIDLOADINGBACK 32
QUACKFIGHTER IS COMIN' 38
QUACKFIGHTER IS HERE 51
WARGON SORT LA SULFATEUSE 60
PEIFFER-SMADJA, L'APPRENTI HATER 65
UN TWEET POUR SOLDE DE TOUT COMPTE 74
DES BOUÉES DE SAUVETAGE 77
« UN NÉVROSÉ AGRESSIF » 90
WARGON, LE MÉDECIN EN MARCHE 98
LES IDIOTS UTILES 118
FLAYSAKIER M'A SAQUÉ 132
ALICE AU PAYS DES MERVEILLES (DE GILEAD) 137
KIERZEK DANS LE COLLIMATEUR 142
LA CHASSE AUX ISLAMO-GAUCHISTES EST OUVERTE 147
DÉGOMMER LE DR GOMI 155
TROLLS ET MÉDECINS, POUR VOUS SERVIR 162
LA CIA À L'ACTION 168
LE GLAIVE DE LA JUSTICE 179

LEHMANN A LE BARRAUD	197
CONSEIL DU DÉSORDRE	210
LA MORT SOCIALE	219
IRL (IN REAL LIFE)	226
PAS D'ARMISTICE	231